…
はじめての
解剖生理学

ぬりえで覚える人体の仕組み

二葉千鶴 著

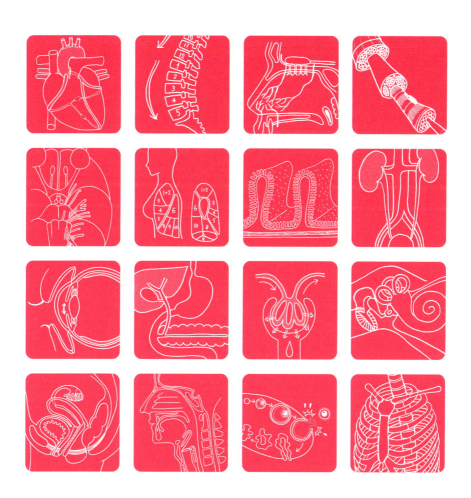

東海大学出版部

Anatomy and Physiology for Beginners
Chizuru FUTABA
Tokai University Press, 2015
ISBN978-4-486-02082-0

まえがき

　漫画家になりたかった私は中学生の頃、絵ばかり描いていました。ある日、漫画は絵の上手さにも増してストーリーの方が重要と気付き、そんな才能は無いとあきらめました。

　将来は人の役に立つ仕事がしたい、と次の夢は看護師になることでした。中学生の初心な私には、人の役に立たない仕事など無い事まで気が付かなかったのですが、医療という仕事は実に明快に人の役に立つ実感のわく職業です。

　途中どこをどう間違えたのか、医師になった私は（仕事はたくさんの苦労があるものの）、患者さんが回復し、「先生、ありがとう」と笑顔で退院していく姿を見るたびに「最高の職業だ」と思う毎日を送っていました。

　そんな中、縁あって短期大学の看護学科で教鞭を執ることになりました。解剖生理学を教えることになったのですが、これは看護学・医学を学習するうえでベースとなる科目です。専門知識がまだ充分でない生徒さんでも、無理なく理解できるよう、毎回臓器や骨格のイラストが入った手製のプリントを作りました。ここで、まさかの元・漫画家志望が役に立ちました。人生何が役に立つかわからないものです。もちろん、目標は看護師国家試験に合格できるレベルの知識を身に付けることですが、覚えた知識を臨床の場できちんと生かすことができるよう、いつ、どこで、どのように必要になるかというところまで踏み込んで解説するなど、毎回苦心して作りました。授業では図に塗り絵をしてもらい、生徒さん一人ひとりの理解度を確かめながら進めました。手製のプリントが大量にできあがり、参考書をつくることを思い立ち、東海大学出版部に相談したところ快諾して下さり、今こうしてまえがきを書くに至りました。この本をカラフルに塗りつぶし、書き込みでいっぱいにしてもらい、看護師やコメディカルを目指す多くの皆様の勉学の一助になれば大変に幸いです。

　末尾になりましたが出版の機会を与えて下さった東海大学出版部の稲英史さん、デザイナーの岸和泉さん、また私に教師の楽しさを教えて下さった二見眞一郎先生、背中を押してくれた夫に心から感謝申し上げ終わりの言葉とさせていただきます。

2015年10月

二葉　千鶴

目　次

まえがき　　iii

第1章　循環器　　1

循環器総論　　2
1　心臓の構造　　4
2　体液組成　　6
3　リンパ管系　　8
4　胎児の血液循環　　10
5　心周期と刺激伝導系　　12
6　血圧と調整　　14

- COLUMN　血漿って何？　　7
- COLUMN　血圧を水の勢いに例えてみよう　　14
- COLUMN　受容体と血圧調節　　16

第2章　骨　　17

骨総論　　18
1　骨各論　　20

第3章　筋肉　　25

筋肉総論　　26
1　筋肉各論　　31

- COLUMN　平滑筋が収縮するとどうなるか？　　29
- COLUMN　ATPの構造　　30
- COLUMN　筋の名前のつけ方のパターン　　34

第4章　呼吸器　　35

呼吸器総論　　36
1　上気道　　37
2　下気道　　39
3　ガス交換と運搬　　42
4　呼吸運動　　44
5　換気障害　　46

- COLUMN　受容体と呼吸調節　　41

第 5 章　消化器　47

消化器総論　48
1　口腔、食道　52
2　胃　53
3　小腸　54
4　大腸、肛門　59
5　腹膜　60
6　肝臓、胆嚢、膵臓　61
COLUMN　ビリルビン代謝　65

第 6 章　腎臓・泌尿器　67

腎臓・泌尿器総論　68
1　腎臓各論　69
2　泌尿器各論　72

第 7 章　生殖器　75

生殖器総論（男性・女性）　76
1　女性の性周期　78

第 8 章　感覚器　79

1　眼　80
2　耳　82
3　皮膚　85

第 9 章　脳・神経　87

脳・神経総論　88
1　神経細胞（ニューロン）　92
2　脳と脊髄　93
3　髄膜　95
4　脳神経　96
5　自律神経　98
COLUMN　ヤコビー線　89
COLUMN　脳死とは？　90

参考文献　99
索引　100

第 1 章

循環器

　心臓は健やかなるときも病めるときも、休むことなく動いています。年中無休の健気な心臓ですが、超強力なポンプでもあります。血圧は通常130/70mmHg程度です。Hgとは水銀のことで、大変比重の大きい重い金属です。常温で液体という稀有な金属でもあります。比重は約13.6、つまり同量の水と比べると13.6倍の重さがあるということ。血圧はこの重たい水銀を130mm＝13cm持ち上げる圧力を持っているということです。水銀柱血圧計を使用するとたったの13cmですが、もし、この血圧計が水でできていた？　13.6倍の重さなので、13cm×13.6倍＝176.8cm　正常血圧で176.8cmの長さの血圧計が必要になります、背の高い男性の身長ほどあります。では、高血圧の患者さんだったら？　最高血圧200mmHgを計るならば、20cm×13.6倍＝272cm！　血圧測定のたびベットサイドに3m近い血圧計を持っていかなければなりません。

　まとめると、心臓は正常血圧で水を176.8cm噴水のように持ち上げる力を持っているということ。つまり、もしも動脈を切断したら、176.8cmの血しぶきを飛ばす力を持っているということです。心臓のポンプの威力、想像できましたか？

循環器総論

〔概念〕
"血液"を"心臓"と"血管（動脈・静脈）"で全身に送るしくみ

名前の約束

（心臓の部屋）

心房　血液が戻る部屋

心室　血液が出ていく部屋

（血管）

動脈 (Artery)　�心から出る血液が流れる血管

静脈 (Vein)　�心へ戻る血液が流れる血管

（血液）

動脈血　O_2 の多い、鮮紅色の血液

静脈血　O_2 の少ない、暗赤色の血液

循環器のまめ知識

血液が全身を一周する時間は約1分。

凡例

A　動脈 (Artery) の略

V　静脈 (Vein) の略

N　神経 (Nerve) の略

●循環器の模式図

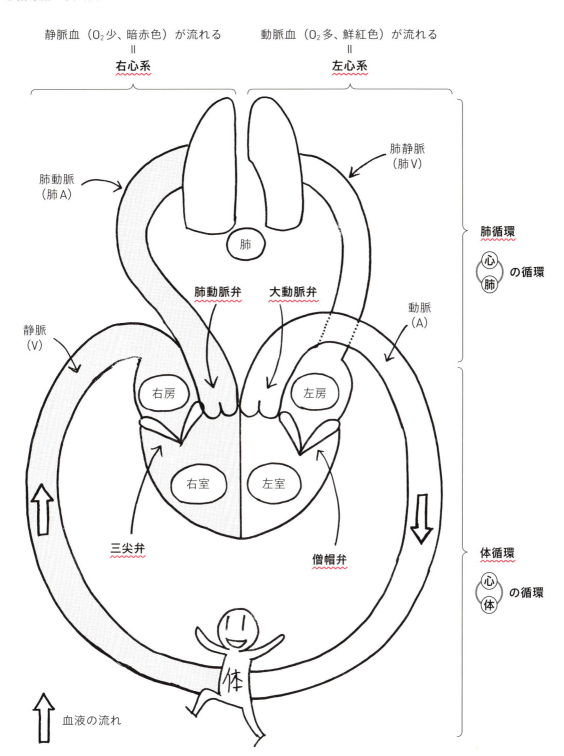

1 心臓の構造

心臓 Heart

〔働き〕
血液を全身（体循環）と肺（肺循環）に送るポンプ

〔解剖〕
心筋：横紋筋で不随意筋
大きさ・重さ：握りこぶし大（φ10〜15 cm）、約200〜300 g

●心臓の位置と心音聴取

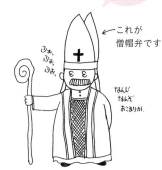

僧帽弁の名前の由来
これが僧帽弁です

心基部（第2肋間）
動脈弁 [肺動脈弁／大動脈弁] の音
Ⅱ音が聴取しやすいところ

心尖部（第5肋間）
房室弁 [僧帽弁／三尖弁] の音
Ⅰ音が聴取しやすいところ

●心臓の全体像

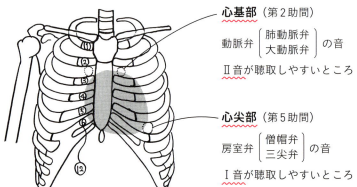

心臓の構造　1

冠動脈　大動脈の根元から出てきて�心を栄養する動脈

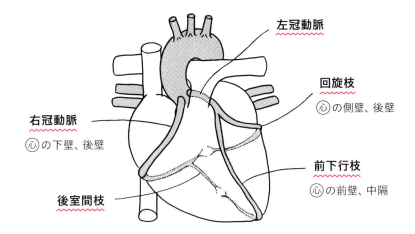

● 心臓の構造

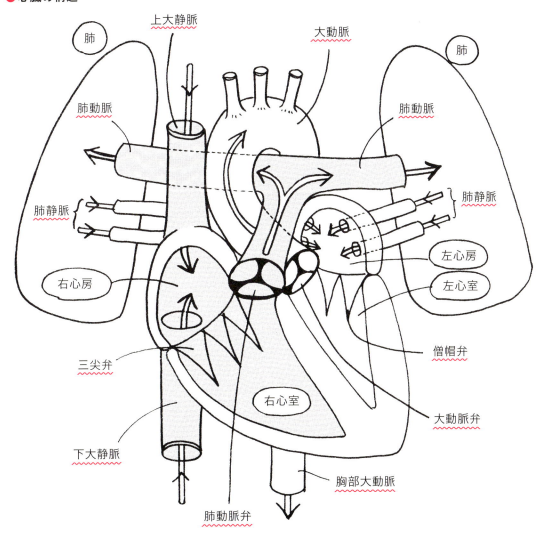

第1章　循環器

2 体液組成

体液

人体の水分のこと。全体重の60％

● 細胞外液と細胞内液

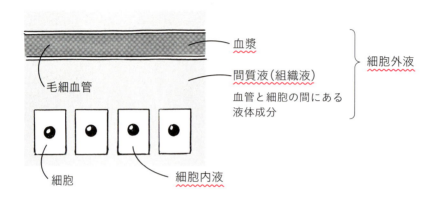

● 体液組成

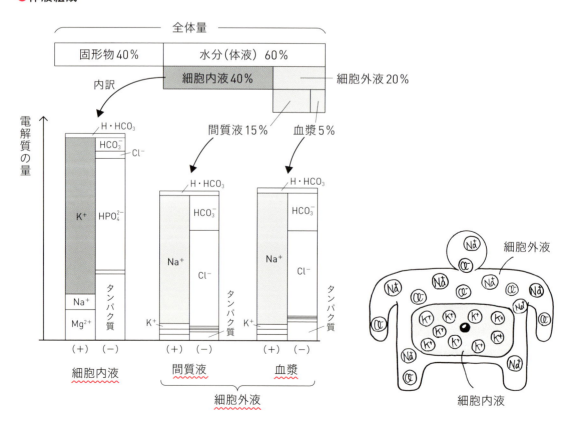

● 毛細血管での水分の出入り

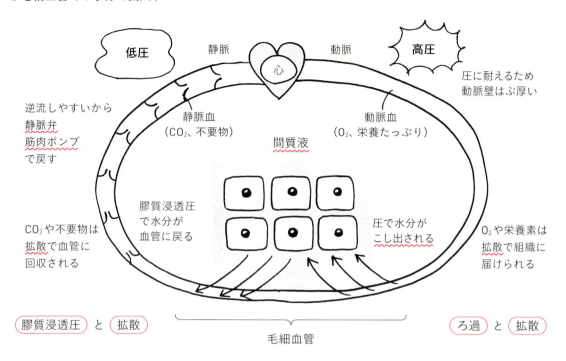

● 静脈壁と動脈壁

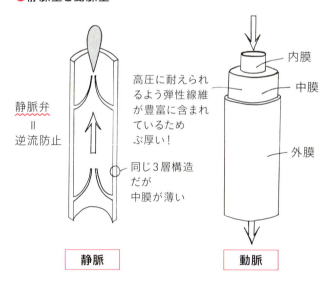

通常 [動脈に動脈血／静脈に静脈血] が流れているが、

肺動脈、肺静脈、臍動脈、臍静脈は例外！

肺A、臍Aは静脈血
肺V、臍Vは動脈血 が流れている

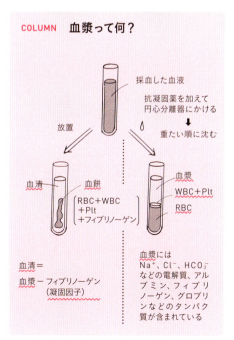

COLUMN 血漿って何？

血清＝
血漿ーフィブリノーゲン
（凝固因子）

血漿にはNa^+、Cl^-、HCO_3^-などの電解質、アルブミン、フィブリノーゲン、グロブリンなどのタンパク質が含まれている

3 リンパ管系

リンパ節・リンパ管

白血球（特にリンパ球）の駐在所と、リンパ液の流れる管。

〔働き〕

①免疫の働き
　病原体をリンパ節でろ過して殺菌する。リンパ球が病原体を食べてしまう。

②だぶついた間質液（組織液）を回収する。　➡　静脈角で静脈に排水

③小腸で回収した脂肪を運ぶ　➡　リンパ液が油で白く濁る＝乳び

〔走行〕

間質液（組織液）がリンパ管に入り、リンパ液になる。
リンパ液はリンパ節に入り、病原体が殺菌される。
小腸で吸収した油分も合流し、リンパ液は白く濁る。
最終的に静脈角で静脈に排水される。

● リンパ管系の全体像

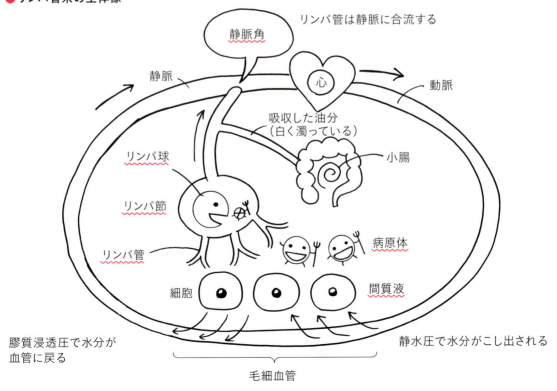

リンパ節が腫れるとは？
炎症が起きると大きくなる。リンパ球と病原体が戦っていると腫れてくる。

リンパ管にも弁がある。
静脈と同じく圧が低いので弁があります。逆流防止。

浮腫（むくみ）
間質液（組織液）が病的に増えた状態

- 血液がうっ滞 …………………… ex）心不全
- 血液量が⬆up …………………… ex）腎不全
- 血漿浸透圧が⬇down …………… ex）肝不全
- リンパ管のうっ滞、閉塞 ……… ex）疲労、切除

● リンパ管の走行

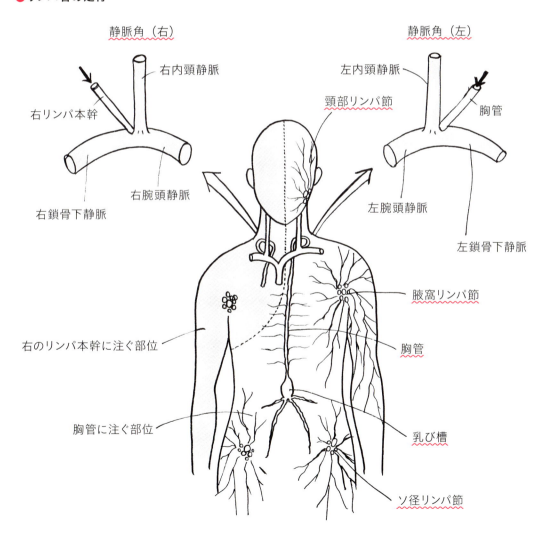

4 胎児の血液循環

●胎児の血液循環（概要）

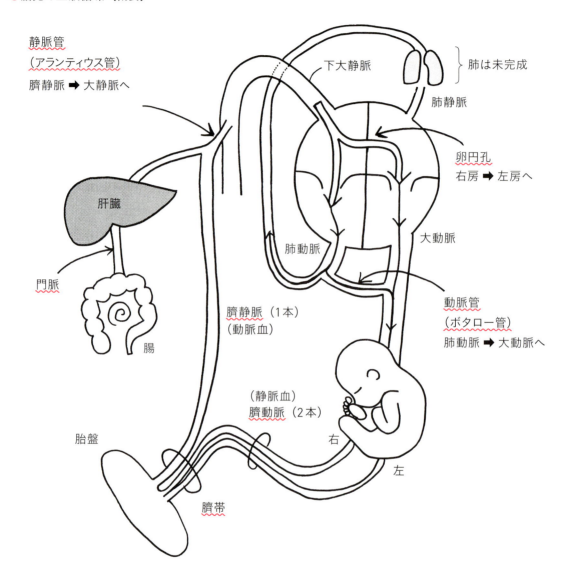

胎児はO₂を肺ではなく胎盤からもらうので、肺を通過する必要がない。
- 卵円孔
- 動脈管（ボタロー管）

を通って全身へ血液を送る。肺はほとんど通らない。

栄養も腸ではなく胎盤からももらうので、腸・門脈・肝を通過する必要ない。
　静脈管（アランティウス管）を通って㋣へ血を送る。肺はほとんど通らない。

● 胎児の血液循環（詳細）

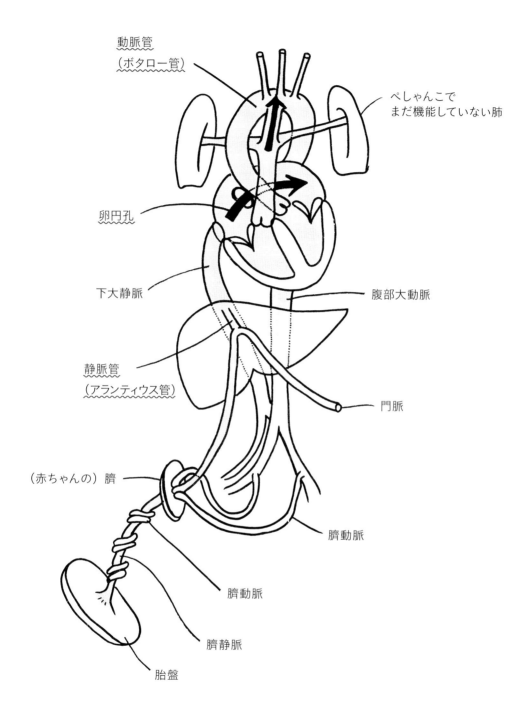

5 心周期と刺激伝導系

心周期

心臓が収縮・拡張するサイクルのこと。

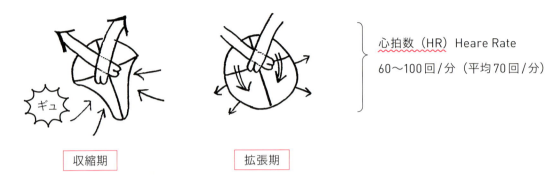

心拍数(HR) Heare Rate
60〜100回/分（平均70回/分）

収縮期　　拡張期

心音

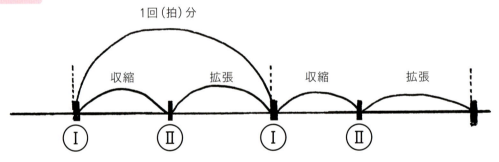

Ⅰ音（㊀）低：房室弁（僧帽弁・三尖弁）が閉じる音＝"収縮期"のはじまり。

Ⅱ音（♪）高：動脈弁（大動脈弁・肺動脈弁）が閉じる音＝"拡張期"のはじまり。

刺激伝導系

心筋に電気刺激を伝導させ心周期をつくるシステムのこと

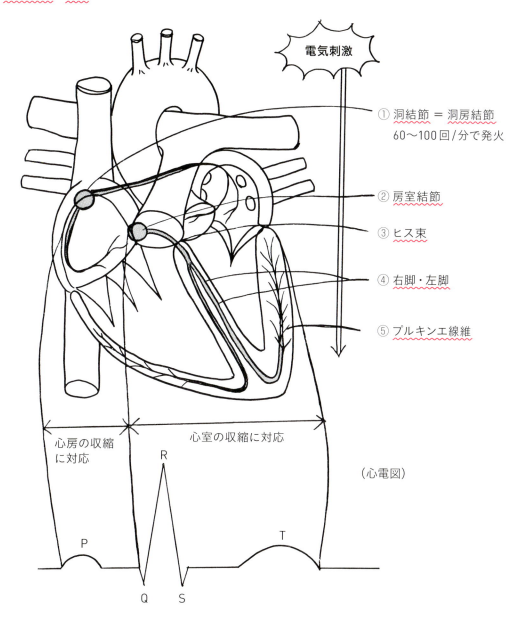

① 洞結節 ＝ 洞房結節
　60〜100回/分で発火

② 房室結節

③ ヒス束

④ 右脚・左脚

⑤ プルキンエ線維

（心電図）

洞結節（洞房結節） ←いわゆるペースメーカー

60〜100回/分、整　サイナスリズム
　↑自律神経が調節
　　　交感Nで↑
　　　副交感Nで↓

6 血圧と調整

心拍出量（CO）Cardiac Output

1分間あたり心臓から全身に送り出される血液量。

● 各臓器への血流量

$$\underset{(4〜5L)}{\text{心拍出量（CO）}} = \underset{\begin{array}{c}\text{心が1回収縮して}\\\text{全身に送り出される血の量}\end{array}}{\text{1回拍出量（SV）}} \times \underset{\begin{array}{c}(60〜100回/分)\\平均70回/分\end{array}}{\text{心拍数（HR）}}$$

〈行き先〉

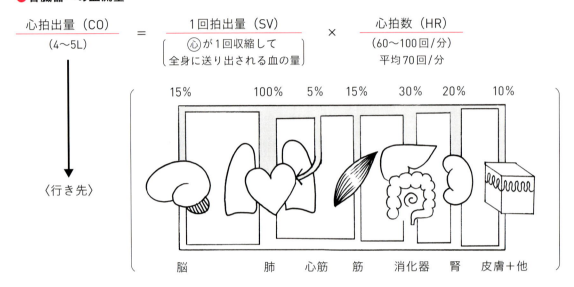

脳　肺　心筋　筋　消化器　腎　皮膚＋他
15%　100%　5%　15%　30%　20%　10%

循環血液量

全身の血液の量　80mL/kg

（ex）
体重50kgの人の全身の血の量
80mL×50kg＝4000mL（4L）

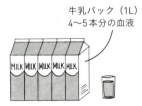

牛乳パック（1L）
4〜5本分の血液

全身の血液量
＝
循環血液量

≒

心拍出量
（1分間に心が出す血液量）

全身の血液は1分で全身を1周する

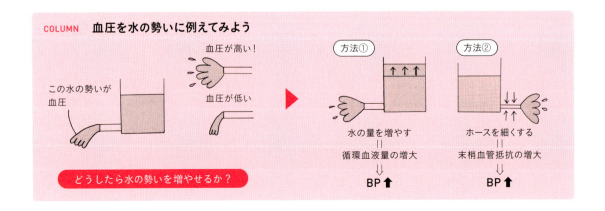

COLUMN　血圧を水の勢いに例えてみよう

この水の勢いが血圧
血圧が高い！
血圧が低い

どうしたら水の勢いを増やせるか？

方法①
水の量を増やす
＝
循環血液量の増大
BP↑

方法②
ホースを細くする
＝
末梢血管抵抗の増大
BP↑

血圧(BP) Blood Pressure

血液が血管を内側から押し広げる力のこと。

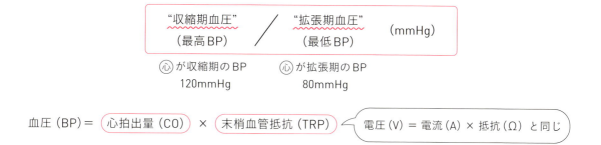

血圧(BP) = 心拍出量(CO) × 末梢血管抵抗(TRP)　電圧(V) = 電流(A) × 抵抗(Ω) と同じ

血圧の調整

2通り ① 神経系　② 内分泌系　で調整されている

① 神経系での調節 = 自律神経

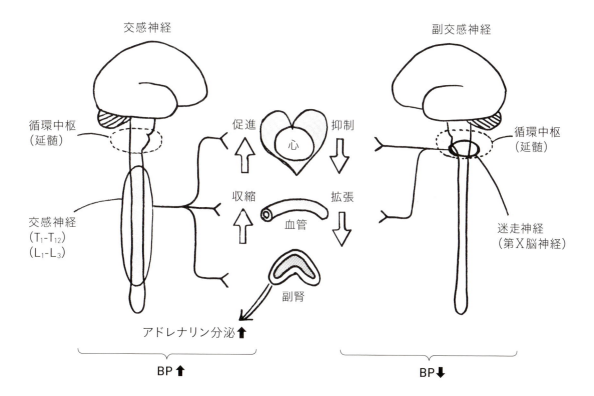

6 血圧と調整

② **内分泌系での調節**

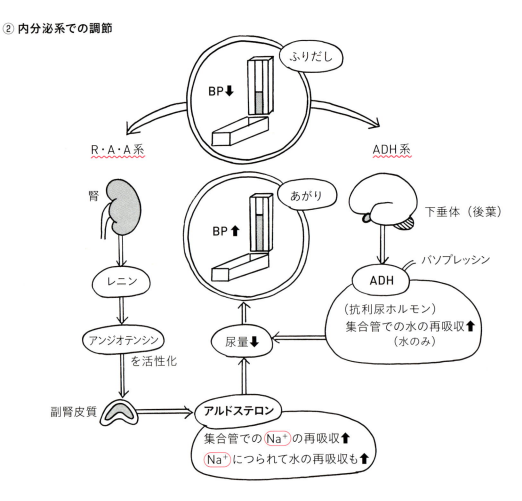

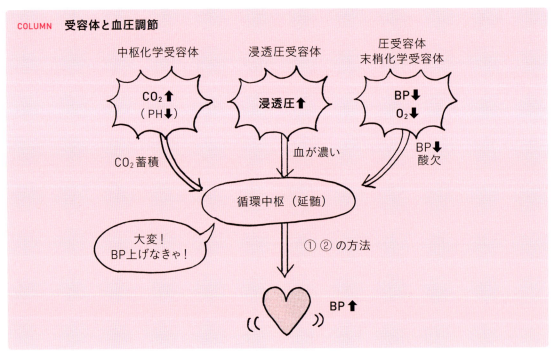

第2章

骨

　骨盤のお話し。皆さん、今この本をどの様な格好で読んでいますか？ 座って読んでいるのではないでしょうか？　そんな皆さんは今、間違いなく骨盤で座っています！

　骨盤は寛骨（腸骨、座骨、恥骨）と仙骨が合体して輪状に形作られています。この骨盤、男女で違いがあります。出産時、胎児はこの骨盤の輪の中を潜り抜けてこの世に生まれてきます。女性の骨盤は胎児を娩出できるように、男性より大振りにつくられています。胎児側にも工夫があって、胎児の頭蓋骨は未完成で生まれてきます。頭蓋骨のところどころに隙間があり、骨盤の狭い部分を通過するときは、頭をねじ込むように突入し、いよいよとなったら頭蓋骨の隙間を詰めて潜り抜けます。一瞬の隙も無いので、侵入の方向を間違えてしまったり、胎児が頭以外の部位から突っ込んでしまったり、そもそも骨盤自体が小さい人には経腟分娩はできません。この場合、帝王切開にて出産します。皆さんはどうやってこの世に生れてきましたか？

骨総論

〔骨の働き〕

1. 支持・保護
2. 造血 ……骨髄にて造血する（赤血球、白血球、血小板をつくる）
3. Ca代謝 ……骨 と 血液でやりとり
   　　　　　　（99％）（1％）

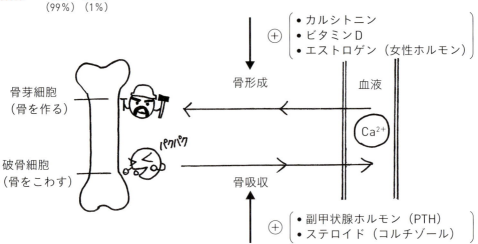

〔骨の構造〕

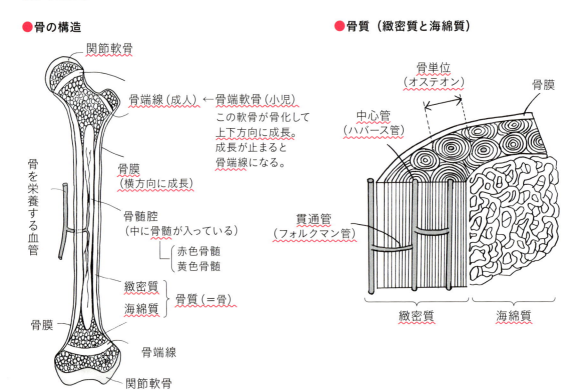

骨総論

〔骨の連結〕

関節が骨と骨を連結している。

● 関節の構造

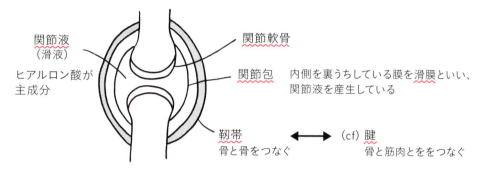

● 全身の骨格

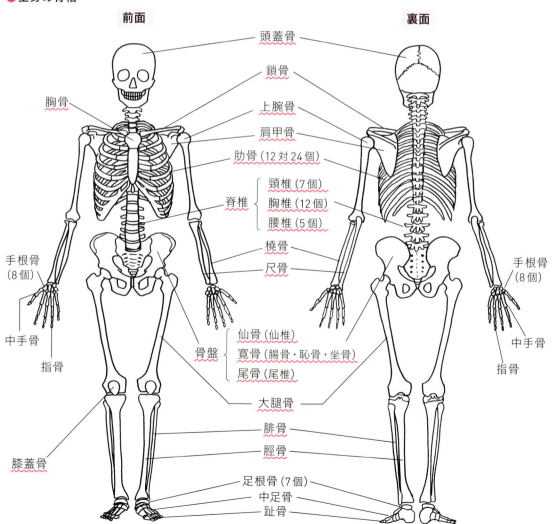

1 骨各論

脊椎（脊柱）

椎骨が積み重なって背骨をつくっている……脊髄を保護している。

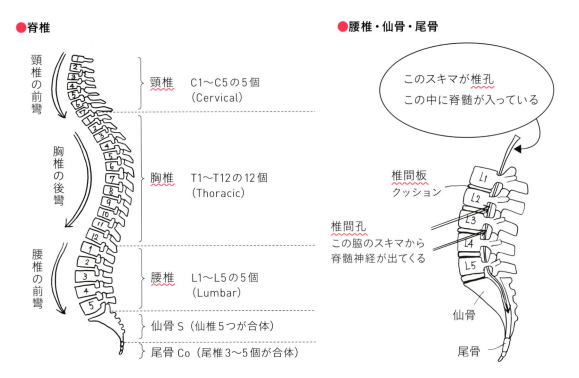

脊椎（脊柱）は頸椎、胸椎、腰椎、仙骨、尾骨からなっている。

●椎骨の基本構造

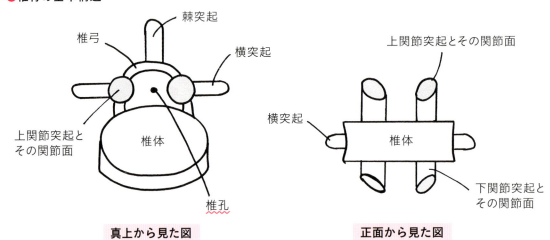

● 実際の椎体

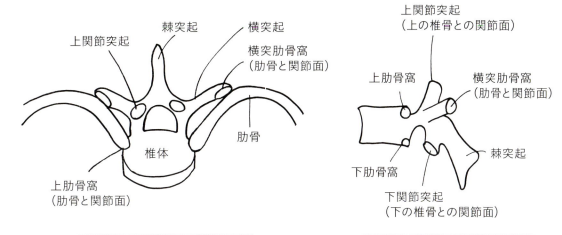

● 脊椎の中に収まる脳・脊髄　　● 全身の神経系

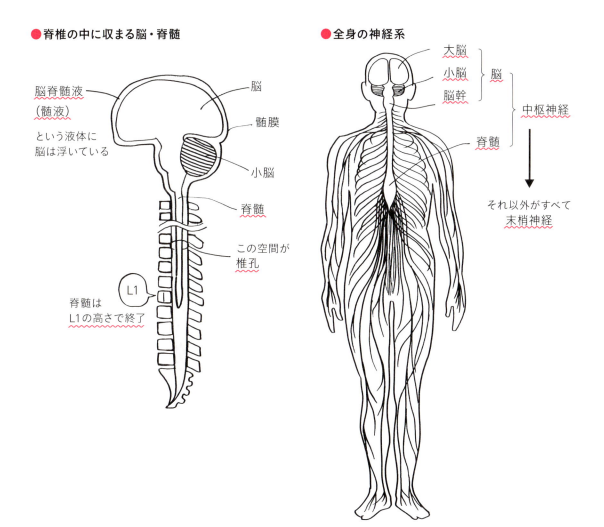

骨盤

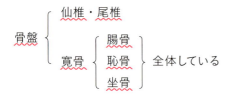

★骨盤の形は男女で大きく異なる。白骨死体は骨盤で見分ける。

● 骨盤の全体像

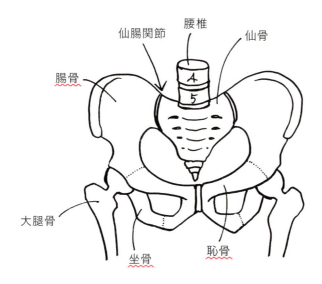

● 骨盤の男女差

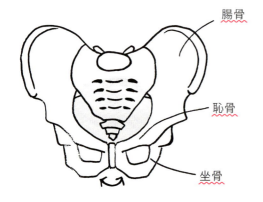

男性の骨盤

女性の骨盤は横に広い。
出産時に赤ちゃんの頭が通るから。

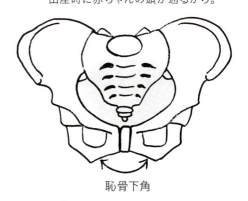

←骨盤上口　この輪っかの中を
　　　　　赤ちゃんが通る

女性の骨盤

骨各論

胸郭

胸の骨に囲まれた空間のこと。

胸郭 ｛ 胸椎（12個）
　　　　肋骨（12対・計24本）
　　　　胸骨

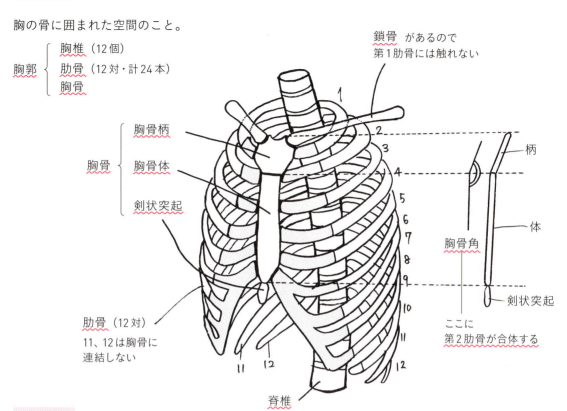

手

●手の骨と関節（左手）

DIP：Distal Interphalangeal Joint　遠位指節間関節
PIP：Proximal Interphalangeal Joint　近位指節間関節
MP：Meta carpo phalangeal Joint　中手指節間関節
（MCP）

頭蓋骨

頭蓋……脳の保護

● 頭蓋骨

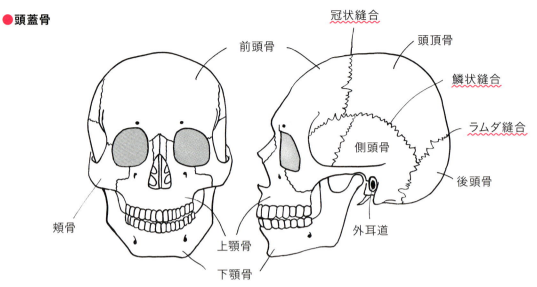

15種類（計23個）の頭蓋骨が合体してこの形になっている。

● 頭蓋骨（成人と新生児）

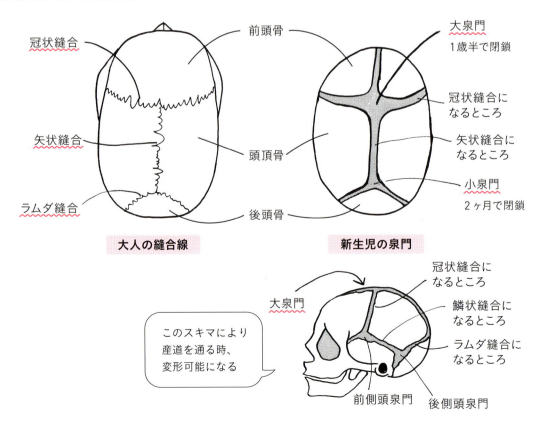

第 3 章

筋肉

　焼き肉って美味しいですよね。説明するのも野暮ですが、焼き肉の肉は筋肉でできています。焼肉屋さんに行っても、高級レストランに行っても、主婦になっても、きっと役に立つ、お肉の話しをしてみましょう。
　よく耳にする「ロース肉」。ロースト（焼く）すると美味い部位という意味で、ステーキやとんかつ、しゃぶしゃぶなどに適した肉です。これは脊柱起立筋（背骨を支える筋肉）のひとつで、最長筋という筋肉のことです。背骨の上から下まであるので名前の通り、とっても長い筋肉です。この最長筋の肩から胸までの部分が肩ロース、肋骨のエリアをリブロース、腰の部分をサーロインとよびます。サーロインはステーキ肉として有名ですね。次は「ヒレ肉」。これは大腰筋という筋肉です。とても柔らかく全体の３％しか採れない貴重な部位です。なので、ロースカツよりヒレカツの方が高価です。中央の特に柔らかい部分をシャトーブリアンといい、最高級のステーキ肉です。「バラ肉」、これは肋間筋の事です。肋骨と肋骨の間の筋肉で、胸腔を広げる呼吸筋でもあります。脂身が豊富で比較的安価ですね。ちなみに骨付きなら「スペアリブ」と呼ばれています。バーベキューで焼くお肉ですね。豚バラを韓国語で「カルビ」といいます。焼肉屋さんに行くと必ず出てくるお肉ですね。
　その他にもいろいろな名前があります。ハラミ、ツラミ、ランプ、スネにテール、タン、ハツ、ハチノスなど、どれも筋肉です。解剖学上どの筋肉なのかがわかると、美味しさの秘密が見えてきますよ。

筋肉総論

〔筋肉の種類〕

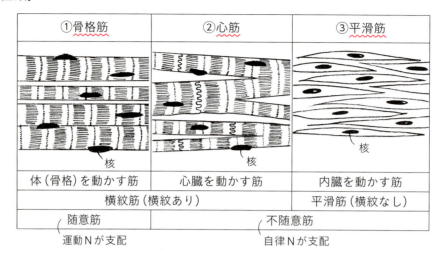

骨格筋は2種類ある

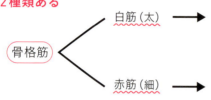

白筋（太） → ミオグロビンが少ないので白っぽい。
瞬発力に優れている。ただし疲れやすい。
（ex）短距離選手、ヒラメ、タイ

赤筋（細） → ミオグロビンが多いので赤く見える。
持久力に優れている。疲れにくい。
（ex）マラソン選手、マグロ

〔筋肉の構造〕

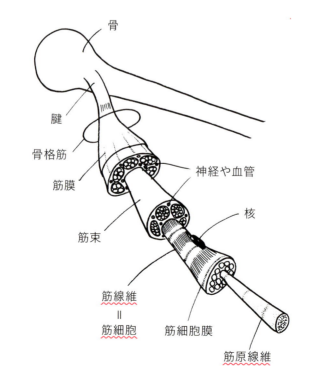

筋肉総論

〔骨格筋収縮のメカニズム〕

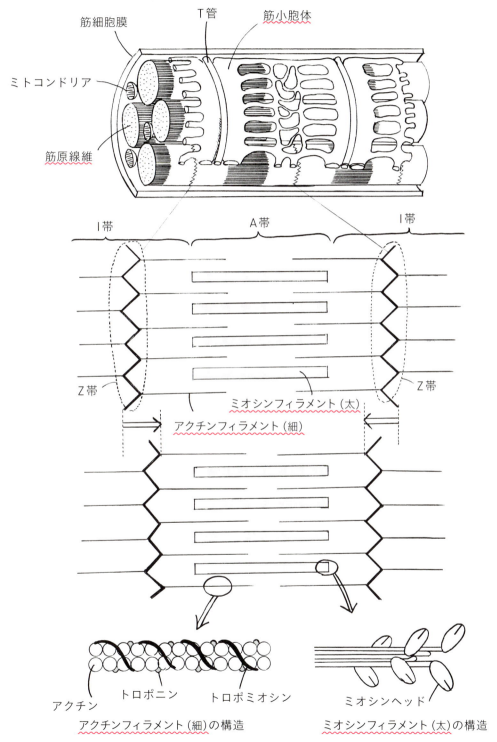

〔滑走説〕＝ 滑り説 ＝ スライディングセオリー

● 骨格筋収縮のメカニズム

① 神経筋接合部に活動電位(＋)が伝わるとシナプスからアセチルコリン(ACh)が放出される。

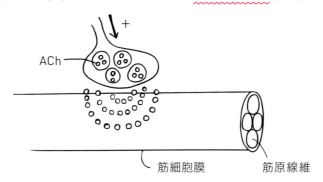

② 筋細胞膜上のACh受容体(レセプター)にAChが合体！！

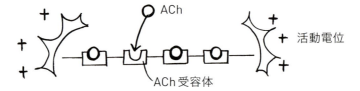

活動電位(＋)が発生！！　→　筋細胞膜全体に伝わる。

③ 電位依存性Caチャネルが開き、筋原線維にCaがばらまかれる。

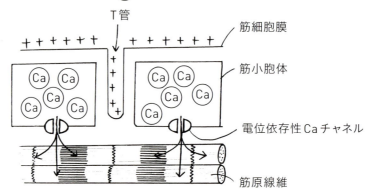

④ Caがトロポニンに結合。

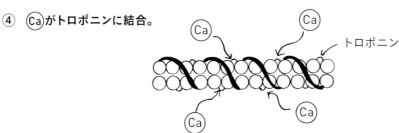

⑤ アクチンフィラメント の構造が変化！

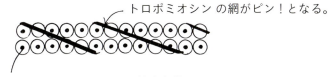

トロポミオシン の網がピン！となる。

内側からミオシンヘッドとの結合部位が現れる！

⑥ ミオシンヘッドがくっつく！

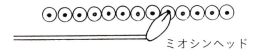

ミオシンヘッド

⑦ ATP → ADP に分解され、エネルギーが生まれ、ミオシンヘッドが首をふる。
　＝ アクチンフィラメント全体が引き寄せられる。

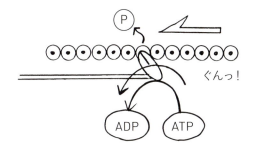

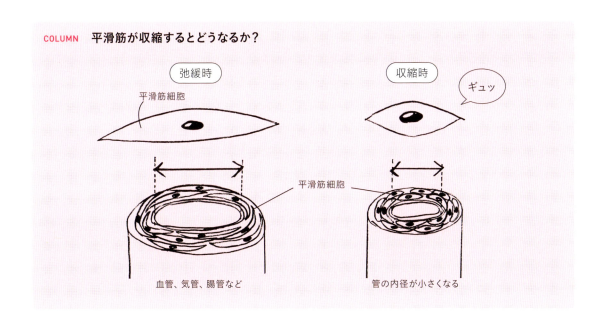

COLUMN　平滑筋が収縮するとどうなるか？

弛緩時 / 収縮時 / ギュッ

平滑筋細胞

平滑筋細胞

血管、気管、腸管など / 管の内径が小さくなる

〔ATPの作り方〕

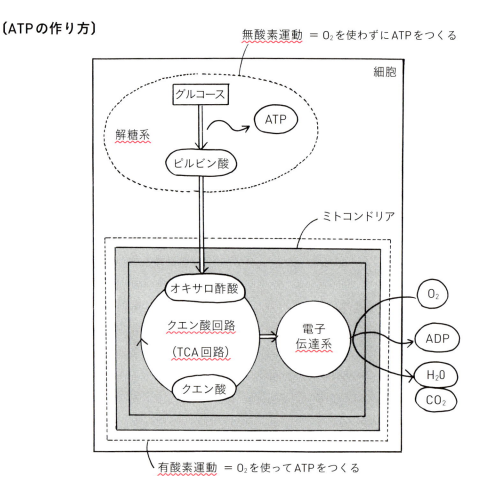

1つのグルコースからATP30個がつくられます。　内訳 [解糖系　2個 / クエン酸回路・電子伝達系　28個]

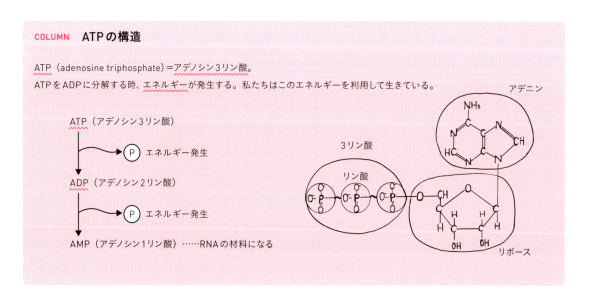

COLUMN　ATPの構造

ATP（adenosine triphosphate）＝アデノシン3リン酸。
ATPをADPに分解する時、エネルギーが発生する。私たちはこのエネルギーを利用して生きている。

1 筋肉各論

● **等尺性収縮と等張性収縮**

① **等尺性運動**……筋の長さはそのままで、筋が収縮する
　　　　↑等尺　　　　　↑短くならずに盛り上がる

② **等張性運動**……一定の重さのものを動かす時、筋肉が収縮する
　　　　↑等張

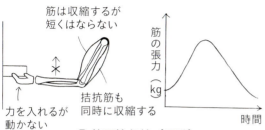

① 等尺性収縮（運動）
壁を押す、腕の力こぶ（瞬発力）
白筋（太）が増加
∴ボディービルダーや短距離選手はムキムキ

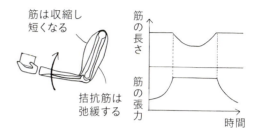

② 等張性収縮（運動）
持続的な運動
赤筋（細）が増加
∴マラソン選手はスリム

● **全身表層の筋**

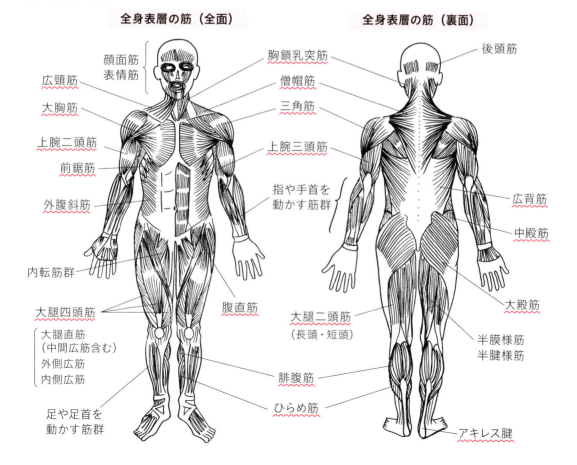

全身表層の筋（全面）／全身表層の筋（裏面）

（全面）顔面筋・表情筋、広頸筋、大胸筋、上腕二頭筋、前鋸筋、外腹斜筋、内転筋群、大腿四頭筋（大腿直筋（中間広筋含む）、外側広筋、内側広筋）、足や足首を動かす筋群、胸鎖乳突筋、僧帽筋、三角筋、上腕三頭筋、指や手首を動かす筋群、腹直筋、腓腹筋、ひらめ筋

（裏面）後頭筋、広背筋、中殿筋、大殿筋、大腿二頭筋（長頭・短頭）、半膜様筋、半腱様筋、アキレス腱

● 上腕の筋

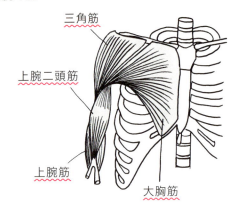

表層の筋

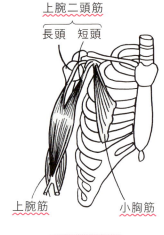

深層の筋

※大胸筋を取り除いたところ

● 肩の筋

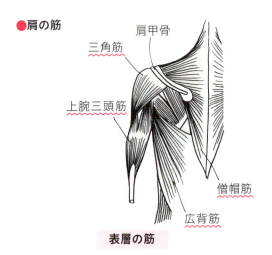

表層の筋

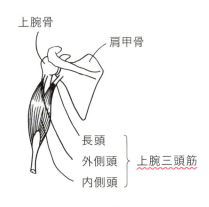

深層の筋

※僧帽筋や広背筋を取り除いたところ

● 肩関節の運動

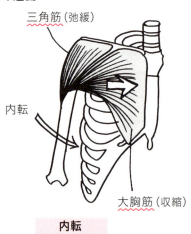

内転

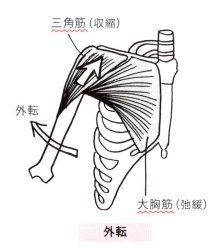

外転

上腕の内転は大胸筋の収縮によって、上腕の外転は三角筋の収縮によって生じる。

●肘関節の運動

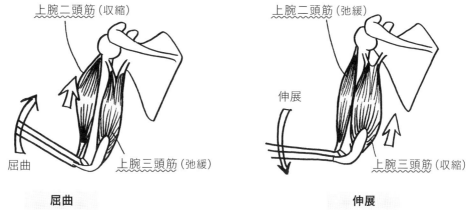

肘関節の屈曲は上腕二頭筋と上腕筋の収縮によって、肘関節の伸展は上腕三頭筋の収縮によって生じる。

●前腕の回外と回内

●膝関節の運動

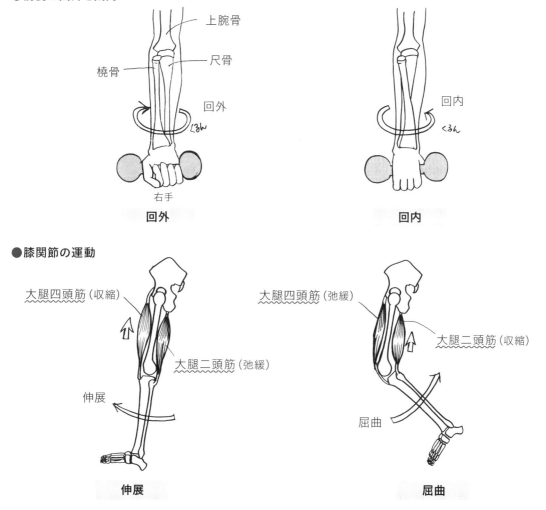

大腿四頭筋の収縮で、膝関節が伸展し、大腿二頭筋の収縮で、膝関節が屈曲する。

● 股関節の運動

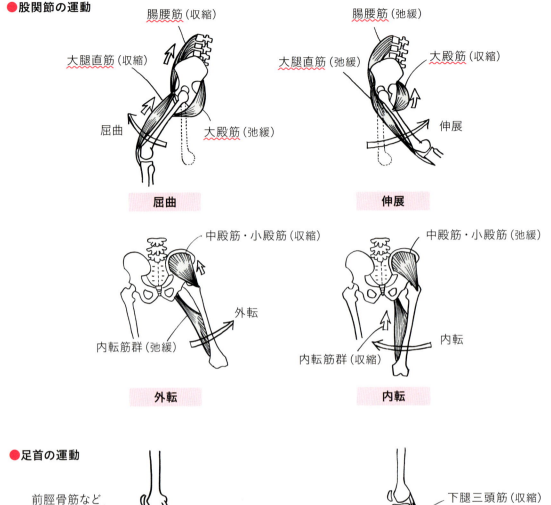

● 足首の運動

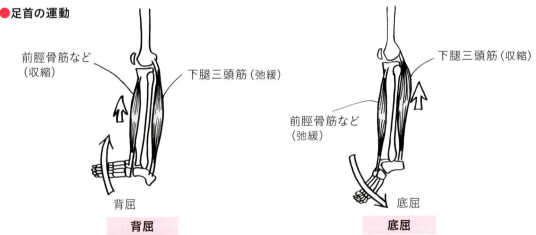

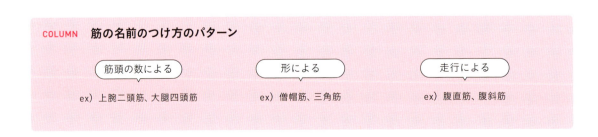

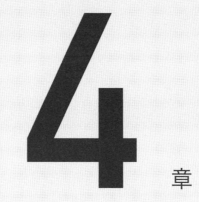

第 4 章

呼吸器

　呼吸器は大気から酸素を取り込み、体内から二酸化炭素を排出する器官です。
　外気を直接体内に引き込むため、ゴミや病原体が入らぬよう上気道の様々な仕組でそれらを除去し、下気道は無菌になっています。また、喉頭は食べ物と空気の交差点になっています。食べ物は食道へ、空気は気道へ進みますが、この交通整理の方法も見物です。空気が肺胞に到達すると「拡散」の原理で、大気と血液との間で酸素と二酸化炭素の交換を行います。拡散は濃度が高い方から低い方に移動し、全体が等質になるという法則のことです。酸素たっぷりの大気と、酸素を使い果たしてしまった血液、組織から出た大量の二酸化炭素と、大気に少ししか含まれない二酸化炭素、どちらも多い方から少ない方に移動します。結果、血液に酸素が含まれ、二酸化炭素は大気に排出されます。この間、時間にしてたった0.75秒！超早業です。

呼吸器総論

〔概念〕

血液のガス交換を行うシステム
- O_2の取り入れ（PaO_2↑）
- CO_2の排出（PaO_2↓）

呼吸（2種）
1. 外呼吸　肺でのガス交換
2. 内呼吸　細胞でのガス交換

〔全体像〕

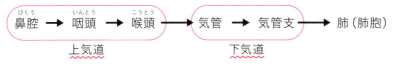

●呼吸器の全体像

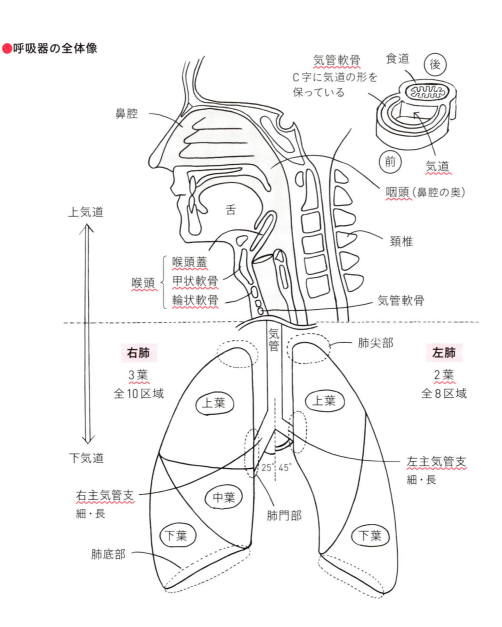

1 上気道

上気道

〔働き〕
空気清浄機……吸う空気の加温・加湿・ろ過

〔解剖〕

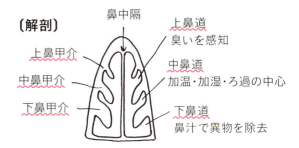

副鼻腔　鼻腔につながっている空洞。炎症が起きてしまうと長びきやすい。

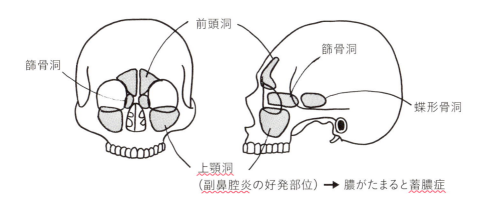

● 鼻腔の矢状断面

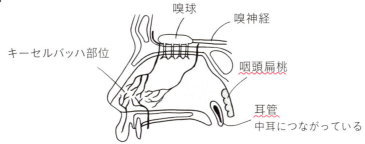

目と耳の連絡

● 鼻涙管

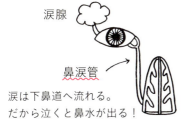

涙は下鼻道へ流れる。
だから泣くと鼻水が出る！

● 耳管

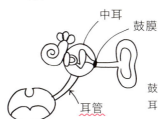

鼓膜の内側の気圧を調節している。
耳管は咽頭に通じている。

1 上気道

咽頭

● 鼻腔と口腔の奥

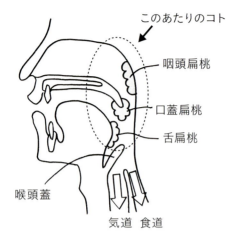

〔働き〕
- 空気の通路（鼻腔 → 気道）
- 空気の通路（口腔 → 食道）

の交差点

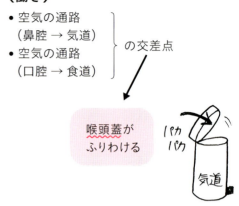

喉頭蓋がふりわける

● ワルダイエル咽頭輪

リンパ組織が輪状につらなっている

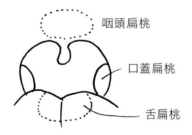

喉頭　のどぼとけあたり。

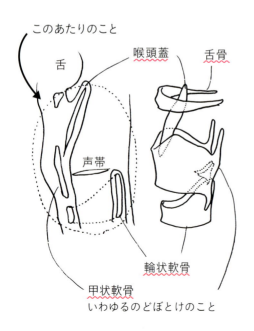

〔働き〕
- 喉頭蓋は空気と食物のふりわけをする 飲み込む時にパタッと閉じて誤嚥を防いでいる
- 声帯は声をつくる

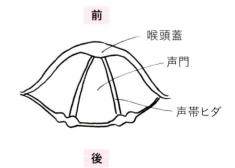

声門を通る空気で声帯ヒダが振動し音が出る
さらに音が鼻と口で共鳴して声に

2 下気道

気管・気管支

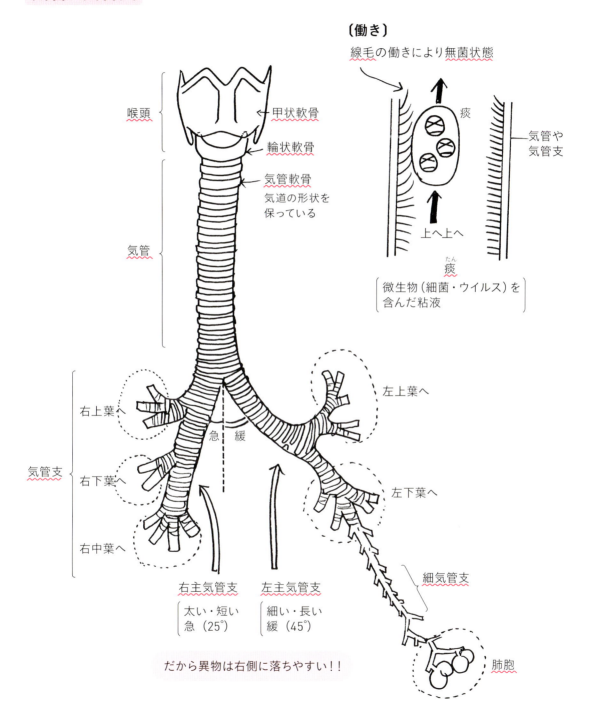

2 下気道

肺

● 胸膜・胸腔

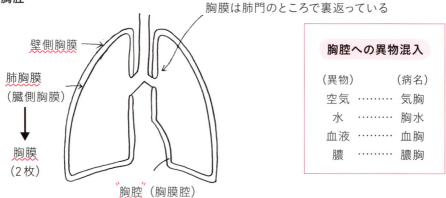

胸腔への異物混入

（異物）	（病名）
空気	気胸
水	胸水
血液	血胸
膿	膿胸

"胸腔"（胸膜腔）
2つの胸膜のすきま。液体が入っていて肺を滑りやすくしている。
また、つねに陰圧になっており肺は引っ張られる形で膨らんでいる。

● 肺の構造と区分

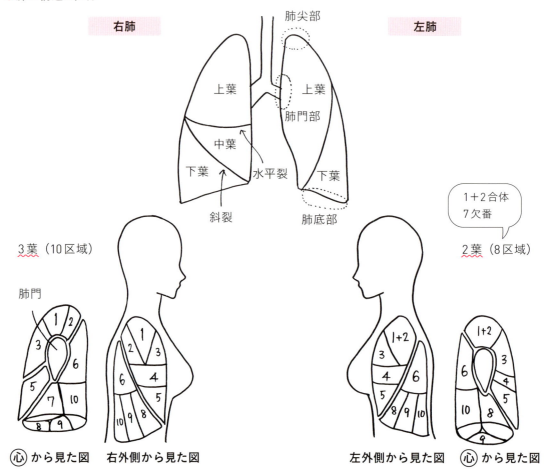

肺胞

● 肺胞と血管

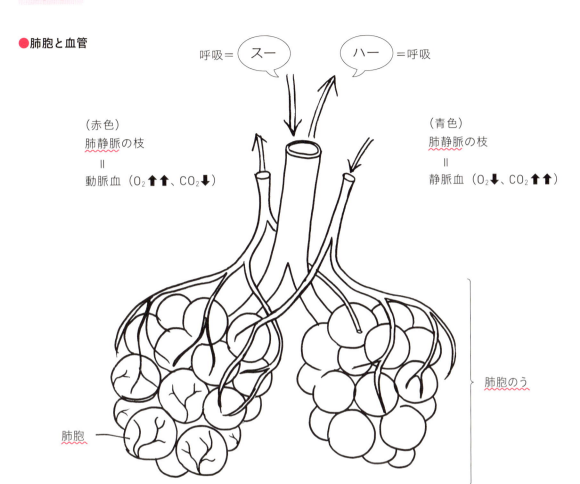

毛細血管が肺胞壁のすみずみに分布し
ここでガス交換が行われる。

COLUMN　受容体と呼吸調節

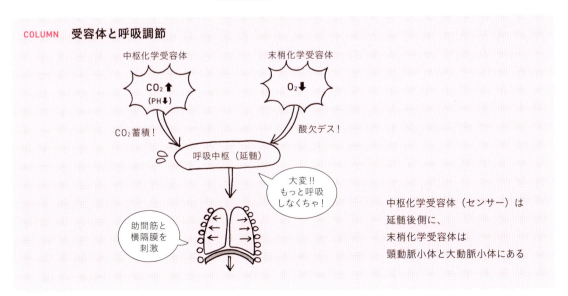

中枢化学受容体（センサー）は
延髄後側に、
末梢化学受容体は
頸動脈小体と大動脈小体にある

3 ガス交換と運搬

肺胞でのガス交換

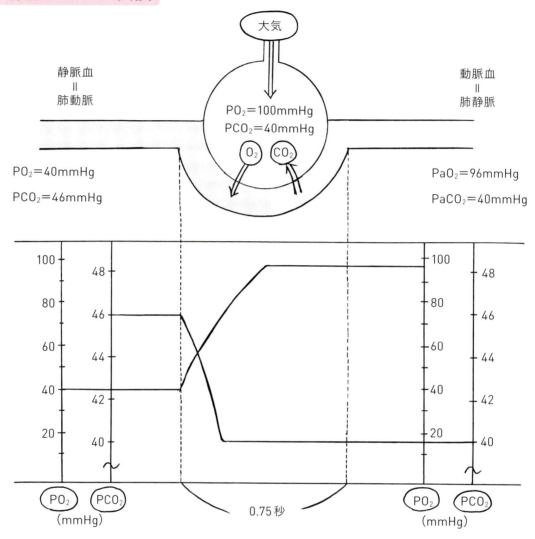

肺動脈（静脈血）の { PO_2（酸素分圧）は40mmHg / PCO_2（二酸化炭素分圧）は46mmHg

肺胞気の { PO_2 は100mmHg / PCO_2 は40mmHg

これらが肺胞で拡散の原理でガス交換を行う

結果、肺静脈（動脈血）が { PaO_2 が96mmHg / $PaCO_2$ が40mmHg　になる

O_2とCO_2はどういう形で血中に存在しているか

O_2の場合

"ヘモグロビン(Hb)"
(赤血球の中にある鉄(Fe)を含むタンパク質)
　　　　　　だから血液は赤い。赤いのは鉄の色。

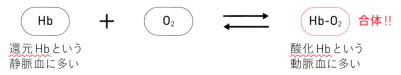

還元Hbという　　　　　　　　　　　酸化Hbという
静脈血に多い　　　　　　　　　　　動脈血に多い

　　　　　　　　　　　　　　　　　[動脈血のHbの97.5%を占める
　　　　　　　　　　　　　　　　　 静脈血ではHbの75%程度]

貧血 (anemia)

(定義) Hbの減少 { 男 ≦ 13g/dL
　　　　　　　　 女 ≦ 12g/dL

(症状) 皮膚、粘膜の蒼白、易疲労感、息切れ、動悸、頻脈、頻呼吸

チアノーゼ

(定義) 還元Hbの増加（≧5g/dL）

(症状) 皮膚、唇が青紫色

★貧血ではチアノーゼに
　なりにくい
　↓
　Hb自体が少ないから

Hbの正常値

| 男 | Hb | 14〜18g/dL |
| 女 | Hb | 12〜16g/dL |

CO_2の場合

血漿に溶けて"重炭素イオン(HCO_3^-)"として存在
(炭酸水素イオンともいう。血漿のH_2Oと反応してつくられる)

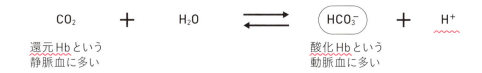

還元Hbという　　　　　　　　　　　酸化Hbという
静脈血に多い　　　　　　　　　　　動脈血に多い

∴ CO_2が多いと → へ動き、血液は酸性化（呼吸性アシドーシス）

逆に、腎でHCO_3^-が多くつくられると ← へ動き、
H^+が消費されて血液はアルカリ化する（代謝性アルカローシス）

4 呼吸運動

呼吸中枢

延髄から始まり $\begin{Bmatrix} 頚髄 \\ (C_3-C_5) \\ 胸髄 \\ (T_1-T_{12}) \end{Bmatrix}$ を通して左右に分布

● 呼吸中枢と呼吸筋

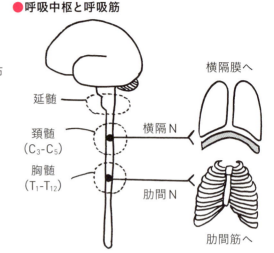

脊髄損傷

$\begin{bmatrix} C_3 & 以上で呼吸停止 \\ C_5 & 以上で横隔膜が動かなくなる \\ T_{12} & 以上で肋間筋が動かなくなる \end{bmatrix}$

〔呼吸数〕

安静時　成人平均　<u>10～20回/分</u>　← ただし、年齢、性別で変化　$\begin{bmatrix} 男 > 女 \\ 新生児 > 小児 > 成人 \\ 40～50 \quad 20～30 \quad 10～20 \end{bmatrix}$

★上昇する理由
- fever up!
- 運動
- 低血圧
- 低血糖
- 貧血
- 精神的興奮

運動様式　2つ

胸腔を<u>拡げる</u>事で肺が膨らむ。<u>縮む</u>時は肺の弾力により自然に縮む。
　　　　吸気　　　呼気

一般の呼吸は両方を同時に行っている
<u>胸腹呼吸</u>という

1. 胸式呼吸

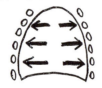

肋間筋の収縮で胸腔が<u>横</u>に広がる
↑ 肋間Nの支配

妊婦はこっちがメイン

2. 腹式呼吸

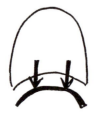

横隔Nの支配
横隔膜の収縮で胸腔が<u>縦</u>に広がる。
たくさん吸える。　∴歌に良い

小児はこっちがメイン

呼吸気量 ＝スパイロメトリーを用いて測定

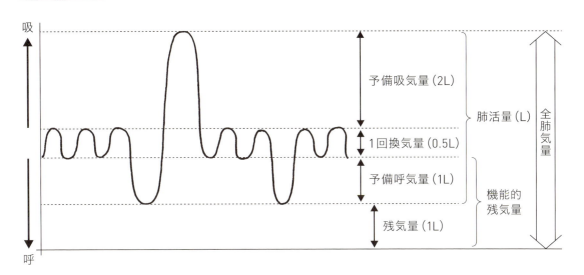

〔1秒率とは〕

$$\frac{1秒量（1L）}{努力肺活量（1L）}（\%）$$

1秒率の正常値は70％以上

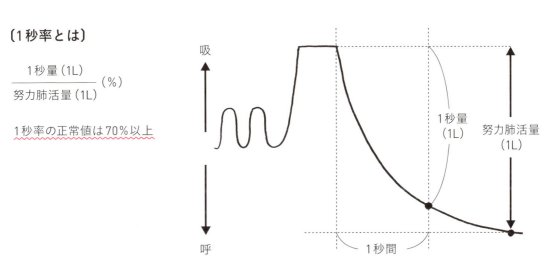

〔％肺活量（％VC）とは〕

身長○○cm、♂♀、○○歳ならばだいたいこれくらいという値

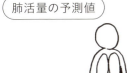

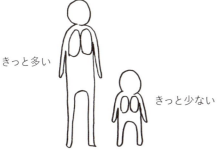

$$\frac{実際の肺活量（1L）}{肺活量の予測値（1L）} = \%VC（\%）（\%肺活量）$$

％VCの正常値は80％以上

第4章　呼吸器

5 換気障害

1秒率と％VCがわかったら……

● 換気障害（閉塞性障害と拘束性障害）

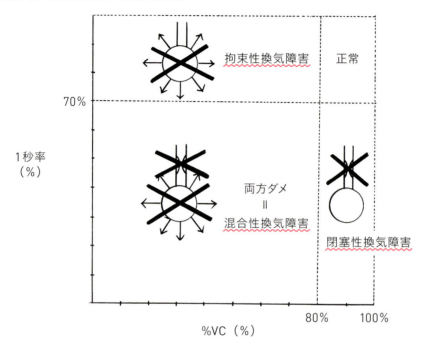

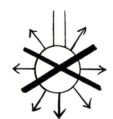
％VC低下 ＝ 肺が拡がりにくい状態 ＝ 拘束性換気障害

（例）肺線維症
　　　重症筋無力症

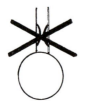
1秒率低下 ＝ 息を吐く道に閉塞がある ＝ 閉塞性換気障害

（例）気管支喘息
　　　COPD（慢性閉塞性肺疾患）

第5章

消化器

　皆さんの体はすべて、口から摂取した食べ物でできています。消化器は食べ物を体内に吸収（＝血液の中に入れる）する器官です。そのストーリーがこれまた壮大なのです。
　人間のエネルギーになる栄養素は①炭水化物、②タンパク質、③脂質の3種類です。これらをまず歯で噛み砕き、胃で揉みしだいて粥状にし、膵臓の消化酵素を混ぜに混ぜ、どんどん分解し小さくしていきます。最終的に単糖、アミノ酸、モノグリセリド＋脂肪酸という最小単位まで小さくすると、小腸でやっと体内に吸収されます。大腸では水分を搾り取り便として排出します。口から入って肛門から排泄されるまで平均24〜72時間、食べ物にとっては1泊2日〜2泊3日の旅行です。では、便秘の人は？「1週間くらい、排便が無いのが普通」なんて人、居ませんか？　7泊8日⁈ほとんど海外旅行ですね。体に良くないということはいうまでもありません。

消化器総論

〔消化器の全体像①〕

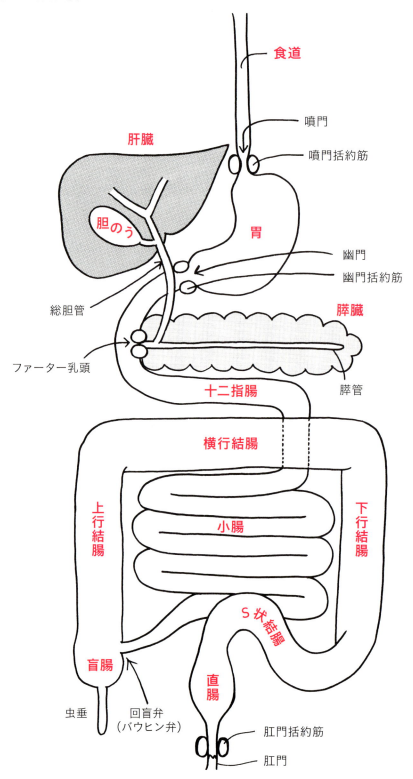

〔消化器の全体像②〕

口腔
(働き)
- 咀しゃく（細く砕いてだ液とまぜる）
- 唾液アミラーゼによる分解
  デンプン → マルトース（麦芽糖）

食道
(働き)　　　　　（働きが×）　← 食道がんとか
- 食物を運ぶ ⟶ 食物が詰まる

肝臓
　　　　　　　　　　　　　肝炎、肝硬変とか
(働き)　　　　　（働きが×）　←
- 血液の貯蔵 ⟶ 出血への代償力↓
- 胆汁の産生 ⟶ 黄疸
- 糖の代謝
- 代謝（産生・分解）
  すぐ使う用　　　　貯蔵用
  グルコース（単糖）⇌ グリコーゲン（多糖）

肝臓の代謝（産生・分解）
(働き)　　　　　　（働きが×）
- アルブミンの合成 ⟶ 血漿浸透圧↓
  浮腫
- 凝固因子の合成 ⟶ 凝固因子↓
  出血傾向
- アンモニアの分解 ⟶ 血中アンモニア↑
  肝性脳症
- エストロゲンの ⟶ 血中エストロゲン↑
  分解　　　　　女性化乳房

胆のう
胆汁を貯え、胆汁を濃縮し分泌する
- ビリルビン（直接ビリルビン）
- コレステロール
- 胆汁酸（ウルソデオキシコール酸）

(働き)
- 脂肪の消化を助ける
- 排泄（胆汁排泄）

胃
　　　　　　　　　　　　胃切除
(働き)　　　　　（働きが×）←とか
- 食物の貯蔵 ⟶ ダンピング症候群
- 殺菌（by 胃酸）⟶ 食中毒
- 鉄、VitB$_{12}$の吸収 ⟶ 貧血

膵臓
　　　　　　　　　　　　胃切除
(働き)　　　　　（働きが×）←とか
- 消化酵素の分泌 ⟶ 消化不良（下痢）
  （外分泌）
- ホルモンの分泌 ⟶ 糖尿病
  （内分泌）
  - グルカゴン → 血糖↑
  - インスリン → 血糖↓

小腸
- **十二指腸**
- **空腸**
- **回腸**

(働き)
- 消化と吸収の中心

大腸
- **盲腸**
- **結腸**（上行、横行、下行、S状）
- **直腸**
　　　　　　　　　　　　大腸癌、
　　　　　　　　　　　　腸炎とか
(働き)　　　　　（働きが×）
- 便を作る（水分吸収）⟶ 下痢
- 便の貯蔵（直腸）⟶ 便秘
- 便の排泄（肛門）

〔概念〕

食べ物を　消化・吸収　するシステム
(栄養素)　(小さく分解)(血中に吸収)

〔食物の消化・吸収の全体像〕

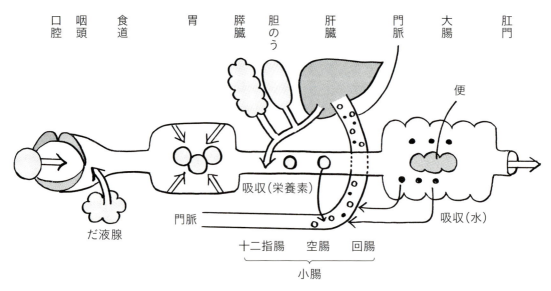

食物は消化管を通るうちに消化され、吸収される。残り便となり排泄される。

消化管の壁　3層でできている

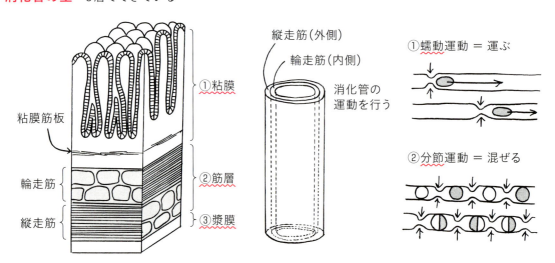

腸のぜん動音（グル音）
腹部に聴診器を当てると聞こえる。10〜15秒に1回以上。中のガスが移動する音。

消化器総論

〔調節〕

神経と内分泌

神経

自律神経（アウエルバッハ神経叢(しんけいそう)）

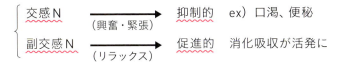

内分泌（消化ホルモン）一覧

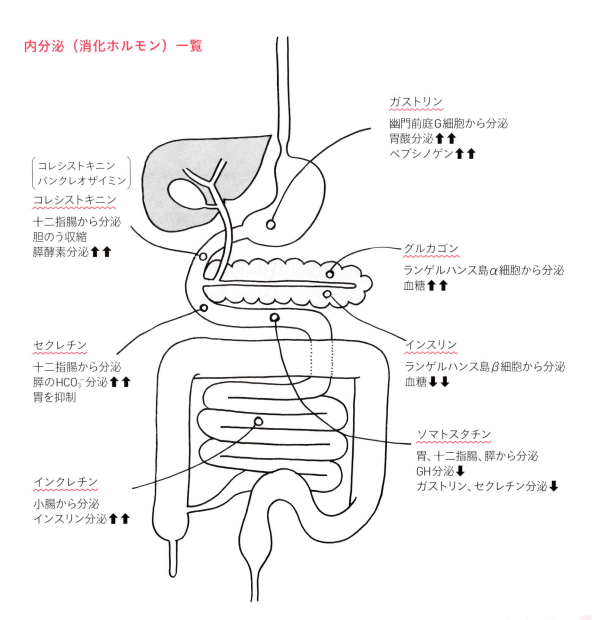

1 口腔、食道

口腔

〔口腔の働き〕

- 食物の咀しゃく（歯で噛み砕き細かくする）
- 唾液を混ぜる
  - ムチンでドロドロに
  - 唾液アミラーゼで消化
  - IgA、リゾチームで免疫
  - 抗体　殺菌酵素

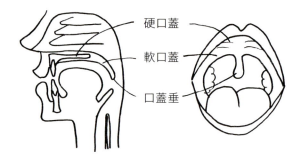

食道

〔働き〕

食物を胃に運ぶ
　　↑蠕動運動で運ぶ
　　∴逆立ち喰いも可能！

★食道壁には漿膜がない！
　↓
だから食道癌は
浸潤・転移をしやすく
予後が悪い

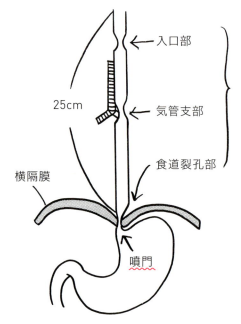

3ヶ所で生理的に狭窄している。

唾液腺（3つ）

唾液量：1～1.5L/日

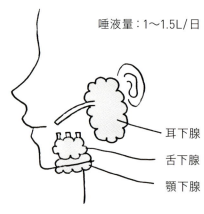

- 耳下腺
- 舌下腺
- 顎下腺

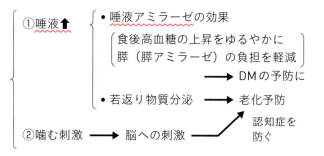

よく噛む（1日30回以上）

① 唾液↑
- 唾液アミラーゼの効果
  - 食後高血糖の上昇をゆるやかに
  - 膵（膵アミラーゼ）の負担を軽減
  - → DMの予防に
- 若返り物質分泌 → 老化予防

② 噛む刺激 → 脳への刺激 → 認知症を防ぐ

2 胃

〔大きさ〕

500～2000mLまで伸縮自在

"噴門" 食道から入ってくる時のみ開き、いつもは閉じている。逆流防止している。

"幽門" 撹拌された胃内の食物を幽門括約筋が少量ずつ時々開いて十二指腸へ送る。

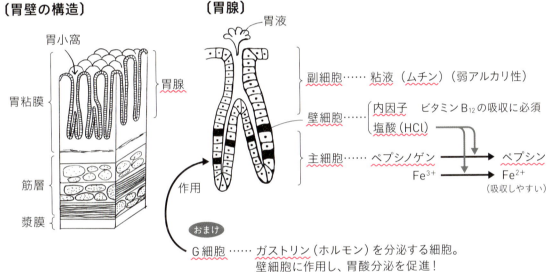

〔胃壁の構造〕 〔胃腺〕

- 副細胞……粘液（ムチン）（弱アルカリ性）
- 壁細胞……内因子　ビタミンB_{12}の吸収に必須
    　　　　　塩酸（HCl）
- 主細胞……ペプシノゲン → ペプシン
    　　　　　Fe^{3+} → Fe^{2+}（吸収しやすい）

おまけ
G細胞……ガストリン（ホルモン）を分泌する細胞。壁細胞に作用し、胃酸分泌を促進！

〔胃の働き〕

1. 食物の一時的な貯蔵
   食べ物を一時的に貯めて、少しずつゆっくりと十二指腸へ運ぶ

2. 食物の撹拌
   食べ物に胃酸を混ぜ、かゆ状にする

3. 胃酸による殺菌
   食べ物を胃酸（HCl）で殺菌（強力！）
   ヘリコバクターピロリ以外はほとんど殺菌

4. 鉄、ビタミンB_{12}の吸収促進
   胃酸による鉄の還元（$Fe^{3+} → Fe^{2+}$）
   内因子により小腸での鉄、ビタミン$_{12}$の吸収↑

胃の機能障害時　ex）胃全摘とか

悪心、嘔吐、腹痛
（ダンピング症候群）

消化不良（下痢）

食中毒

貧血
（鉄欠乏性貧血、巨赤芽球性貧血）

3 小腸

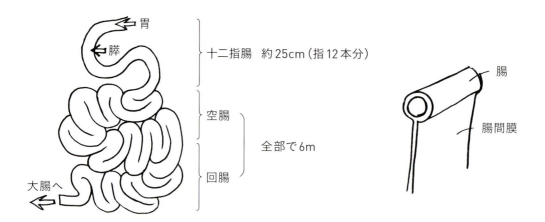

● 小腸壁の構造

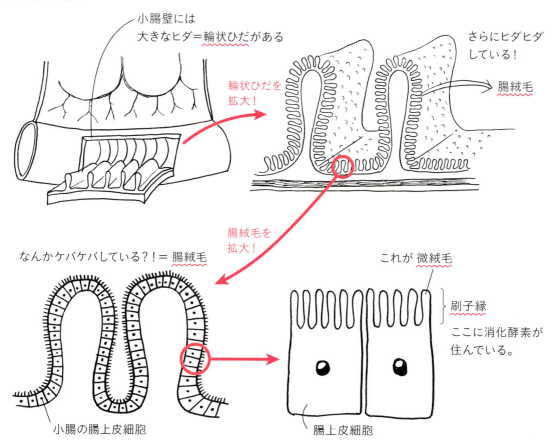

輪状ヒダ
腸絨毛　で表面積を広げている。何と約600倍！＝テニスコート1面分
微絨毛　吸収を効率的にしている

3大栄養素

3大栄養素……①炭水化物　②タンパク質　③脂質
　　　　　この3つしかエネルギーにならない。

炭水化物　ごはん、パスタ、パン、芋、小麦粉、でんぷん、グリコーゲンなどのこと。

炭水化物の分解

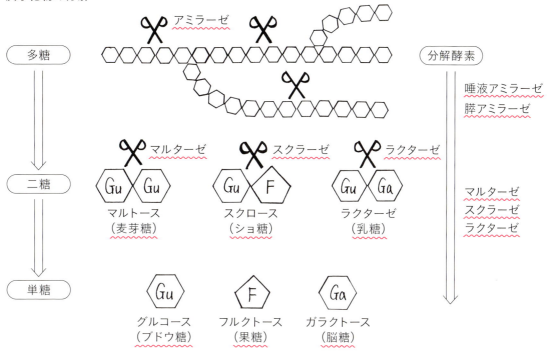

単糖の分子構造

グルコース　　　フルクトース　　ガラクトース
$C_6H_{12}O_6$　　$C_6H_{12}O_6$　　$C_6H_{12}O_6$

3 小腸

タンパク質 肉、魚、卵、豆、豆腐、虫、牛乳など。

タンパク質の分解

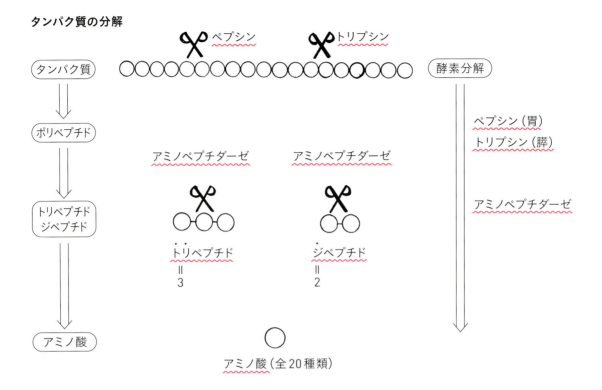

アミノ酸の分子構造

アミノ酸は20種類ある。タンパク質はこの20種のアミノ酸の組み合わせでできている。

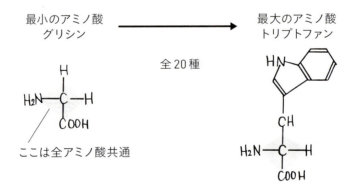

脂質 油、脂肪のこと。

脂肪の分解

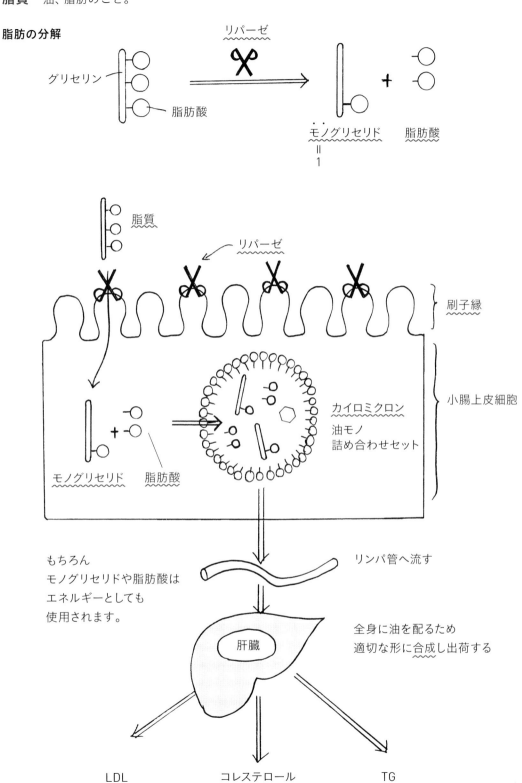

3大栄養素の代謝

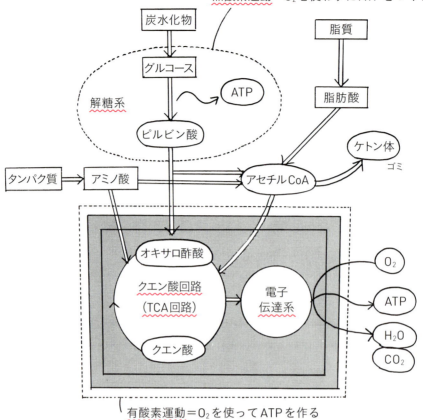

吸収

● 門脈

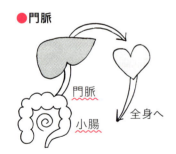

小腸粘膜にて吸収された栄養素は門脈（という名の血管）を通って肝に運ばれ、そこで代謝を受けた後、心→全身へ運ばれる。
（分解・合成・解毒）

門脈は他の消化管（胃・膵・大腸）からの血液も入っています。

吸収される栄養素

〔糖質〕　　　単糖類（グルコース／フルクトース／ガラクトース）
〔タンパク質〕アミノ酸
〔脂質〕　　　モノグリセリド、脂肪酸
〔水〕　　　　水分の90％を吸収（残りは大腸で吸収）
〔電解質〕　　Na、K、Cl、Ca（ビタミンDで吸収促進）、Fe^{2+}（還元鉄：胃酸でFe^{3+}→Fe^{2+}に変化）
〔ビタミン〕　― 水溶性ビタミン（B、C）、葉酸……そのまま吸収
　　　　　　　― 脂溶性ビタミン（D、A、K、E）……脂質と一緒に吸収
　　　　　　　― ビタミンB_{12}……内因子（胃で分泌される）と一緒に吸収される

4 大腸、肛門

大腸

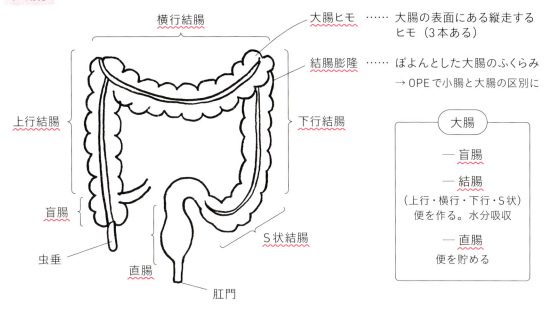

- 横行結腸
- 大腸ヒモ …… 大腸の表面にある縦走するヒモ（3本ある）
- 結腸膨隆 …… ぽよんとした大腸のふくらみ
  → OPEで小腸と大腸の区別に
- 上行結腸
- 下行結腸
- 盲腸
- S状結腸
- 虫垂
- 直腸
- 肛門

```
大腸
― 盲腸
― 結腸
 （上行・横行・下行・S状）
 便を作る。水分吸収
― 直腸
 便を貯める
```

〔働き〕

小腸から送られてきた内容物から残った水分を吸収 ➡ 大便をつくる

水分の90％はすでに小腸で吸収 済

成分 ｛ 食べかす
　　　 ウロビリノゲン ｝50％
　　　 ビリルビンの分解産物
　　　 腸内細菌 ――― 50％

● 大腸での水分吸収

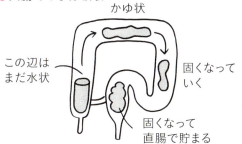

- かゆ状
- この辺はまだ水状
- 固くなっていく
- 固くなって直腸で貯まる

結腸の中を進みながら水分が吸収され固形になっていく

肛門

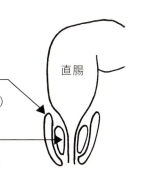

直腸

外肛門括約筋（骨格筋）
随意筋 ← 運動N（自分の意思で閉めたりゆるめたりできる）

内肛門括約筋（内臓筋）
不随意筋 ← 自律N（便が貯まると勝手にゆるんでしまう！）

5 腹膜

腹膜

腹腔内の臓器と腹腔壁の表面をおおう膜

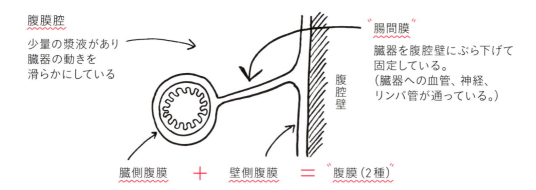

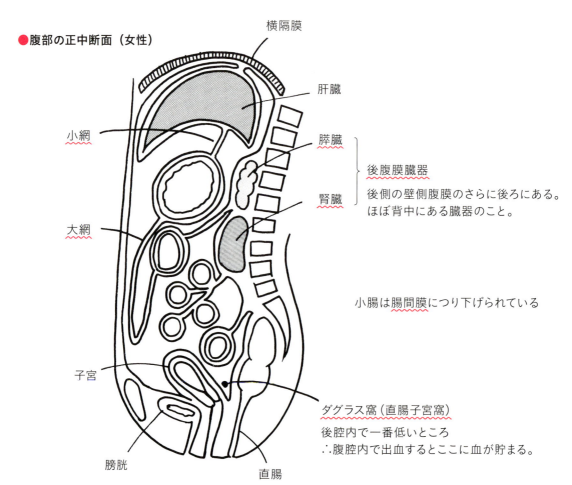

6 肝臓、胆嚢、膵臓

肝臓・胆のう・膵臓

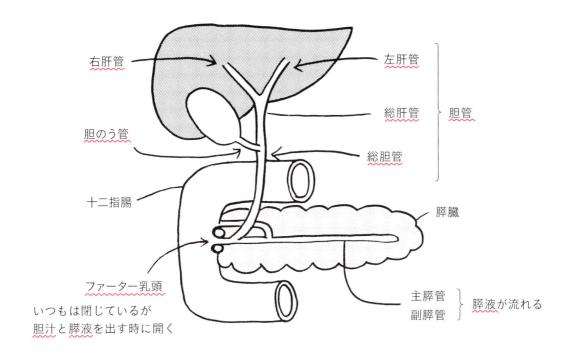

〔主な役割〕

- 肝臓 ………… 化学工場 ┤ ① 代謝
                      ② 胆汁の産生
                      ③ 貯蔵

- 胆のう ………… 胆汁の貯蔵（濃縮）と分泌 ┤ ・老廃物の排泄（胆汁排泄）
                                      ・脂肪の消化を助ける（by 乳化）

- 膵臓 ………… ┤ 外分泌（膵液の分泌）
              と
              内分泌（ホルモンの分泌）
  ↑後腹膜臓器
  （背中にある）

肝臓

腹腔の右上部にある人体最大（1～1.5 kg）の実質臓器

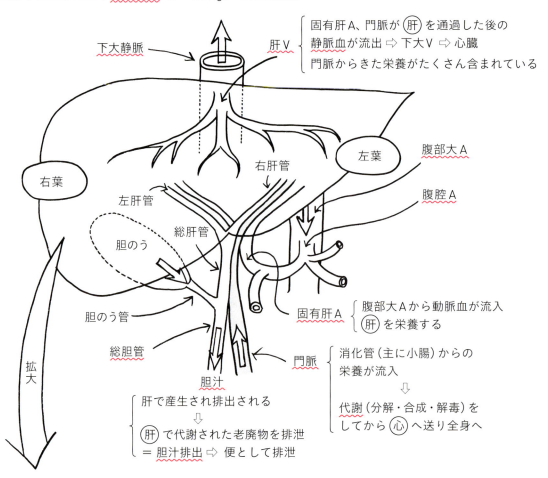

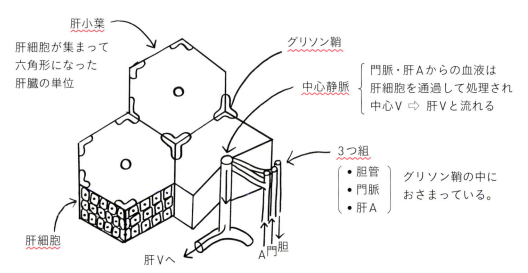

門脈

消化管（胃・小腸・大腸・膵・脾）から吸収された栄養物の豊富な血液を肝臓に送る血管の名前

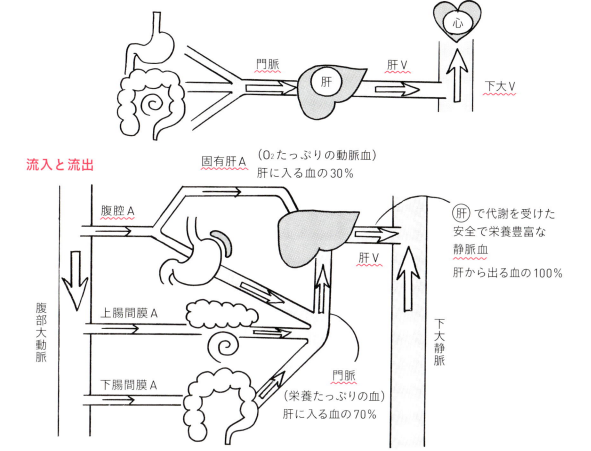

門脈圧亢進症

肝硬変や肝癌などで肝の血流が通過障害をおこすと、門脈内に血液がうっ滞し、（➡ 門脈圧が亢進）血液は側副路（まわり道・バイパス）を回って心に戻ろうとする

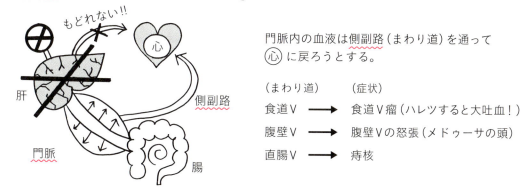

門脈内の血液は側副路（まわり道）を通って心に戻ろうとする。

（まわり道）　（症状）

食道V ➡ 食道V瘤（ハレツすると大吐血！）

腹壁V ➡ 腹壁Vの怒張（メドゥーサの頭）

直腸V ➡ 痔核

人体の化学工場

代謝（分解・合成・解毒）

糖代謝　血糖値の調節

(ex) グルコース ⇄ グリコーゲン　肝で貯蔵へ
　　　単糖　　　　　　　多糖
　　　　インスリンで合成 →
　　　　← グルカゴンで分解

タンパク質代謝

(ex) アミノ酸 → いろいろなタンパク質
　　　　　　　(ex) アルブミン　……膠質浸透圧の素
　　　　　　　　　 γ-グロブリン　……抗体
　　　　　　　　　 凝固因子　　　……止血作用

脂質代謝

(ex) モノグリセリド → いろいろな脂質
　　　脂肪酸　　　　(ex) 中性脂肪
　　　　　　　　　　　　 コレステロール
　　　　　　　　　　　　 リン脂質

ホルモン

(ex) エストロゲン ──→ 分解
　　 （女性ホルモン）

解毒・抱合　いろいろな薬物や毒を分解・無毒化

(ex) ヘモグロビン ─分解→ 間接ビリルビン ─グルクロン酸抱合→ 直接ビリルビン → 胆汁にて腸へ排泄 → ウロビリノゲン → 便へ
　　　　　　　　　　　　（脂溶性）　　　　　　　　　　　　　（水溶性）

(ex) アンモニア ─分解→ 尿素（少し有害）

(ex) アルコール ─分解→ アセトアルデヒド（二日酔いの臭い）─分解→ H_2O、CO_2

胆汁の産生

〔胆汁の成分〕

- 胆汁酸（ウルソデオキシコール酸）……脂肪を乳化して膵リパーゼの働きを助ける
- コレステロール
- 胆汁色素（直接ビリルビン）　……ヘモグロビン(Hb)の分解産物、大腸にてウロビリノゲンになり便へ
- その他の不要物（老廃物）　……胆汁で排泄

〔胆汁の働き〕

① 不要物（老廃物）の排泄 → 腸 → 便　胆汁排泄　という　（便で排泄）
　　　　　　　　　　　　　　　　　　　　↕
　　　　　　　　　　　　　cf. 腎での 尿　尿で排泄

② 膵液のリパーゼによる消化を助ける胆汁酸による脂肪の乳化による。　←なお、胆汁自体に消化酵素は含まれていない！

貯蔵

いろいろなものを貯蔵し必要に応じて出す

- 血液（全血液の約1/4を貯蔵している）……循環血液量が不足した時（出血、運動、OPE）に動員！
  cf. 脾臓も血液を貯蔵しています。

- ビタミンD、A、K、E（脂溶性ビタミン）

- 鉄（Fe）、ビタミンB_{12}（いづれも赤血球の原料）
  約半年分　　約1年分

COLUMN　ビリルビン代謝

赤血球に含まれているヘモグロビンの分解産物（ゴミ）がビリルビン。
このビリルビンの捨てる方法と回収方法のこと。

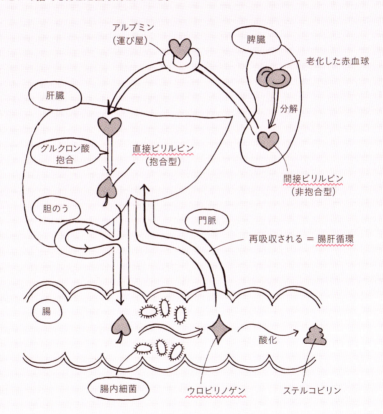

- ♥：間接（非抱合型）ビリルビン、脂溶性
- ♠：直接（抱合型）ビリルビン、水溶性
- ◆：ウロビリノゲン
- ∪：アルブミン（血漿タンパク質）、運び屋さん
- 💩：ステルコビリン

胆のう (Cholecyst) ／ 膵臓 (Pancreaus)

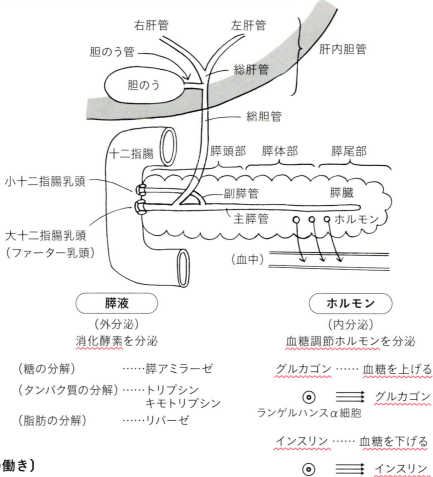

〔膵臓の働き〕
　外分泌と内分泌

〔胆のうの働き〕
- 胆汁の貯蔵と分泌
  ① 肝で産生された胆汁を胆のうでいったん"貯蔵"して"濃縮"！
     - ○利点　脂肪の乳化力がUP！（脂肪の消化がよりスムーズに）
     - ×欠点　濃縮し過ぎると結晶化する → 胆石の形成
  ② 十二指腸に食物が通ると"コレシストキニン"を分泌（内分泌）
     胆のうが収縮し胆汁が総胆管に分泌（外分泌）される
     胆汁と膵液が混ざって十二指腸に排出される。

胆石　胆のうに胆汁が濃縮され結晶化したもの
〔成分〕
- コレステロール → コレステロール結石（白）　←ウルソで溶ける
- ビリルビン → ビリルビン結石（茶褐色）

〔症状〕食後（特に脂肪食）の右季肋部の疝痛
　　　　天ぷら・とんかつ

第6章

腎臓・泌尿器

　腎臓は片方130〜150gで、体重の0.3％程度のとても小さな臓器です。しかし、この小さな臓器が受け止める血液は、心拍出量の20％を占めています。心拍出量は4〜5L/分ですから、腎臓へは1分間に1Lもの血液が流入します。ここで血液をろ過し、不要物を除去するのが腎臓の役割です。糸球体でのろ過の結果、100〜120mL/分の原尿が産生されます。この原尿をそのまま尿として排泄した場合、1時間で6L（100mL×60分＝6000mL）ものおしっこが出てしまいます。膀胱の容量は500mL位なので、このままでは1時間に12回もトイレに行かねばなりません。また、それを補うために1時間に6Lの水分を摂取しないとすぐに干からびてしまいます。そこで腎臓は「再吸収」の仕組みで、原尿の量を99％減量することに成功しました。100mL/分で産生された原尿の99％が再吸収されるため、本物の尿は1mL/分になるのです。他にも「分泌」により体内の不要物（タンパク質のゴミ）の排泄も行います。本章では腎臓の「再吸収」と「分泌」の仕組みを学習します。

腎臓・泌尿器総論

〔腎臓・泌尿器の全体像〕

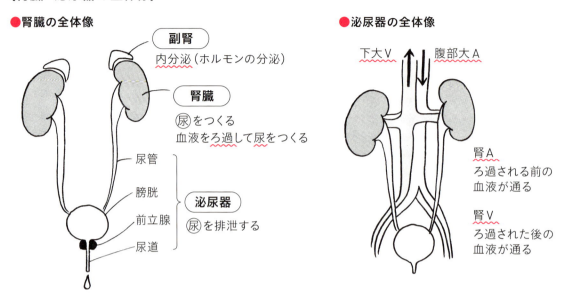

●腎臓の全体像
- 副腎：内分泌（ホルモンの分泌）
- 腎臓：尿をつくる／血液をろ過して尿をつくる
- 泌尿器（尿管、膀胱、前立腺、尿道）：尿を排泄する

●泌尿器の全体像
- 下大V、腹部大A
- 腎A：ろ過される前の血液が通る
- 腎V：ろ過された後の血液が通る

〔腎臓の働き（腎機能）5つ〕

ろ過
① 血中の老廃物を排泄 → 神経症状（頭痛、けいれん、意識障害、嘔吐）
　窒素化合物（アンモニア、尿素、Cr、BUN）　←タンパク質のゴミ
　（腎不全になると）←尿毒症のこと
② 血中の水分量を調節 → 浮腫、肺水腫
③ 血中の電解質を調節 → 高K血症（→Vf）／高P血症（→易骨折）／代謝性アシドーシス
　Na^+、K^+、Cl^-、Ca^{2+}、HCO_3^-、PO_4^{3-}

その他
④ ホルモンの分泌　エリスロポエチン、レニン → 腎性貧血
⑤ ビタミンの合成　ビタミンD　VDは皮膚→肝→腎で合成され完成 → 易骨折

〔尿〕

（量）約1.5L/日（1回200～300mL）

- 多尿 ── 2500mL以上（原因）多飲、DM、アルコール、カフェイン、尿崩症
- 乏尿 ── 400mL以下
- 無尿 ── 100mL以下
- 尿閉 ── まったく出ない！（原因）脱水、腎不全

（頻尿）1日10回以上（☀8回以上、☽2回以上）

血中の老廃物を排泄する為には尿は最低500mL/日は必要

1 腎臓各論

〔腎臓の構造〕

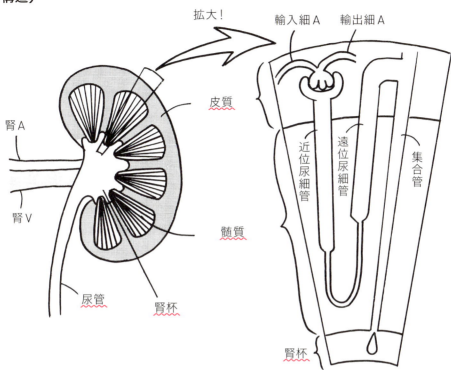

腎単位（ネフロン）

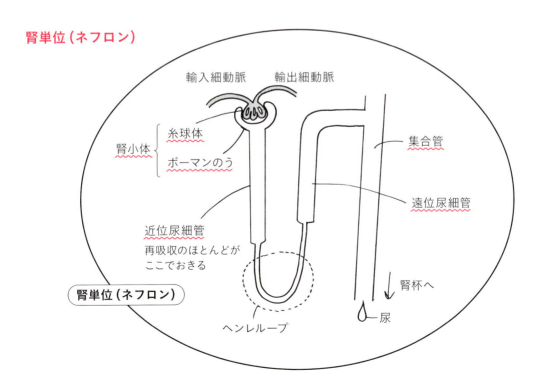

第 6 章　腎臓・泌尿器

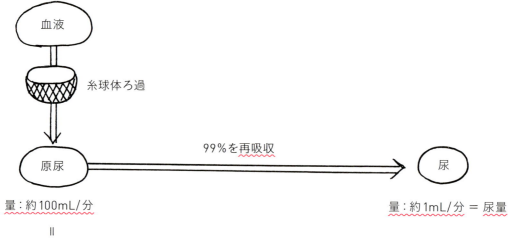

● 腎血漿流量（RPF）と糸球体ろ過量（GFR）

RPF：Renal Plasma Flow ＝ 腎血漿流量
GFR：Glomerular Filtration Rate ＝ 糸球体ろ過量

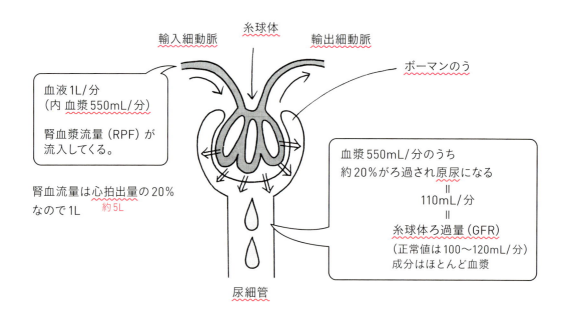

●尿細管・集合管での再吸収と分泌

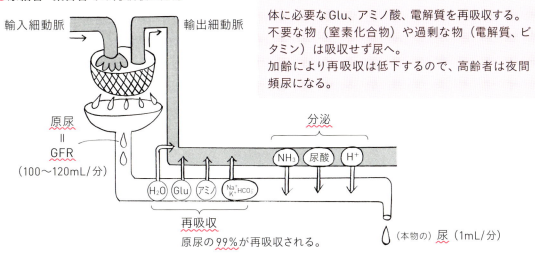

体に必要なGlu、アミノ酸、電解質を再吸収する。不要な物（窒素化合物）や過剰な物（電解質、ビタミン）は吸収せず尿へ。
加齢により再吸収は低下するので、高齢者は夜間頻尿になる。

腎機能の指標

（採血データ）

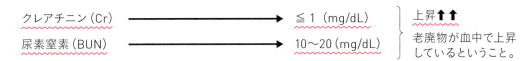

	（正常値）	（腎機能低下時）
クレアチニン（Cr）	≦ 1（mg/dL）	上昇↑↑↑
尿素窒素（BUN）	10〜20（mg/dL）	老廃物が血中で上昇しているということ。

（計算値）

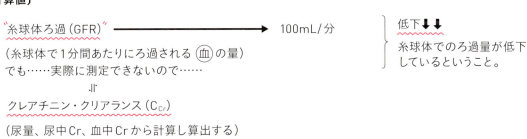

"糸球体ろ過（GFR）" → 100mL/分　　低下↓↓
（糸球体で1分間あたりにろ過される血の量）　糸球体でのろ過量が低下
でも……実際に測定できないので……　　しているということ。
　　∥
クレアチニン・クリアランス（C_{Cr}）
（尿量、尿中Cr、血中Crから計算し算出する）

尿所見

（本来尿中には無いもの）	（所見）	（病名）
糖（グルコース）	尿糖	DM（糖尿病）
タンパク	タンパク尿	ネフローゼ
赤血球（ヘモグロビン）	血尿	尿路結石、尿路系の癌
白血球	膿尿	尿路感染
ビリルビン（ウロビリノーゲン）	ビリルビン尿	黄疸（胆道閉塞、溶血）

2 泌尿器各論

〔膀胱の構造と排尿調節〕

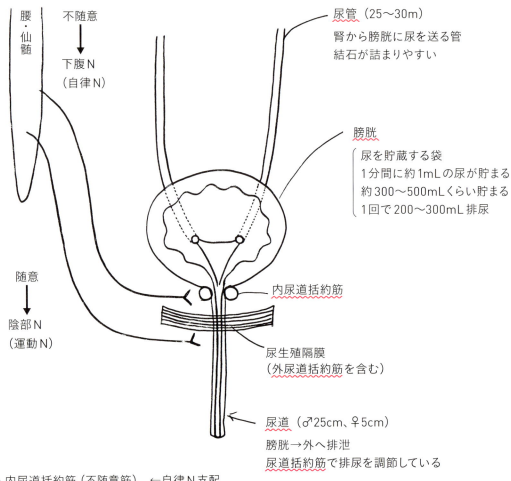

- 内尿道括約筋（不随意筋）←自律N支配
  膀胱に尿が貯まると反射的に開く。→ 排尿
- 外尿道括約筋（随意筋）←運動N支配
  自分の意志によって排尿を調節可能。

〔働き〕

排尿の調節をする
膀胱で尿を貯蔵し、適量に達したら（約200〜300mL）、尿道から排尿する。

〔尿量を減らして血圧を上させる仕組み〕

① **レニン-アンジオテンシン-アルドステロン（R・A・A）系**
　多くの降圧薬はこの系を阻害して血圧を下げている
② **抗利尿ホルモン（ADH）系**

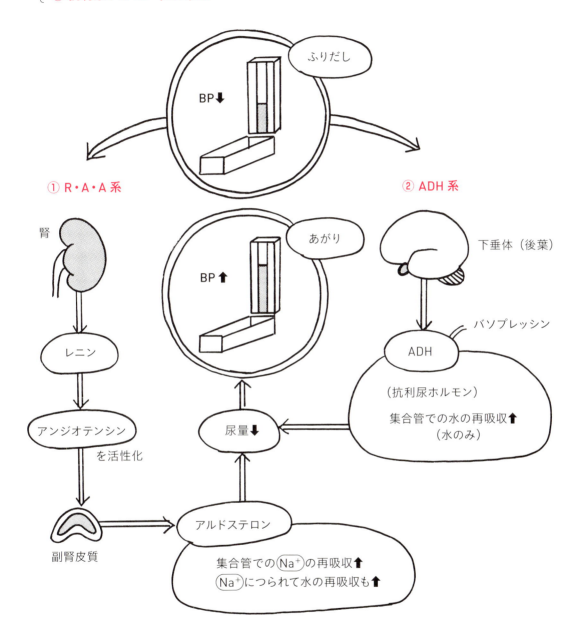

第7章

生殖器

　前半は男性と女性の生殖器の違いについて、後半は女性の性周期について述べました。女性は性周期によってホルモンバランスががらりと変わります。この変化によって、基礎体温が下がったり上がったりするだけでなく、なんと精神状態まで変わってしまいます。エストロゲンの多い時期はお肌もツヤツヤして、大変女性らしく優しい気持ちになり、精神的に調子の良い日が続きます、しかし、プロゲステロンの多い時期になると、便秘や肌荒れ、イライラなど情緒不安定になりがちです。先日まで鼻歌交じりで機嫌よく過ごしていた女性が、数日後には苦虫を噛み潰したような顔をして常にイライラしている事があります。男性の皆さん、「女心はわからない」と不思議に思ったことはありませんか？　もしかしてホルモンバランスのせいかもしれません。
　皆さんも実際に基礎体温を測定してみてください。排卵日や次回の月経が分かるだけでなく、精神状態やお肌の調子まで予測できるようになりますよ。

生殖器総論（男性・女性）

〔骨盤内臓器〕

● 男性

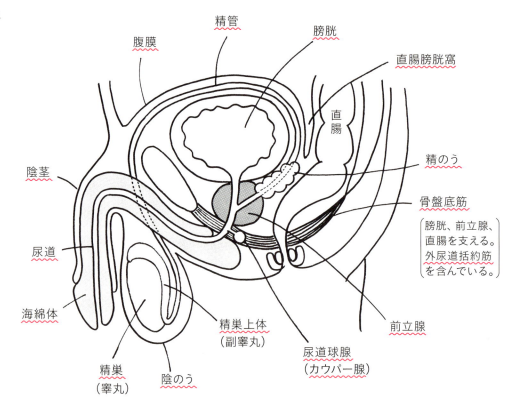

● 女性

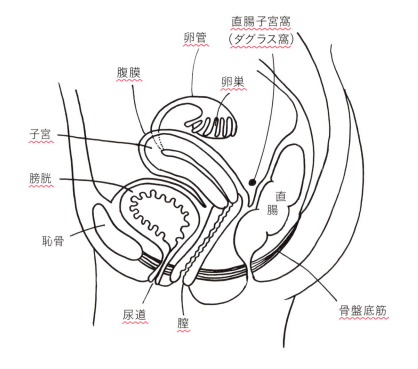

〔卵巣周期〕

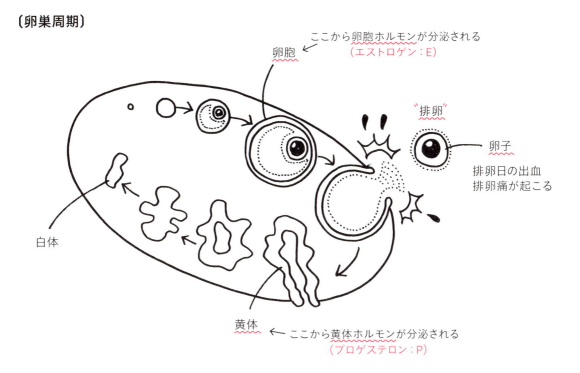

〔卵巣と子宮〕

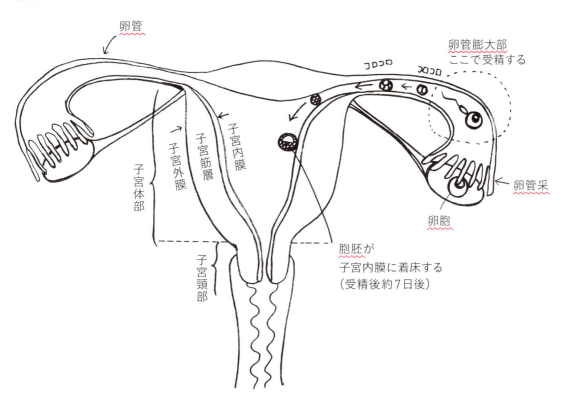

1 女性の性周期

〔性周期〕

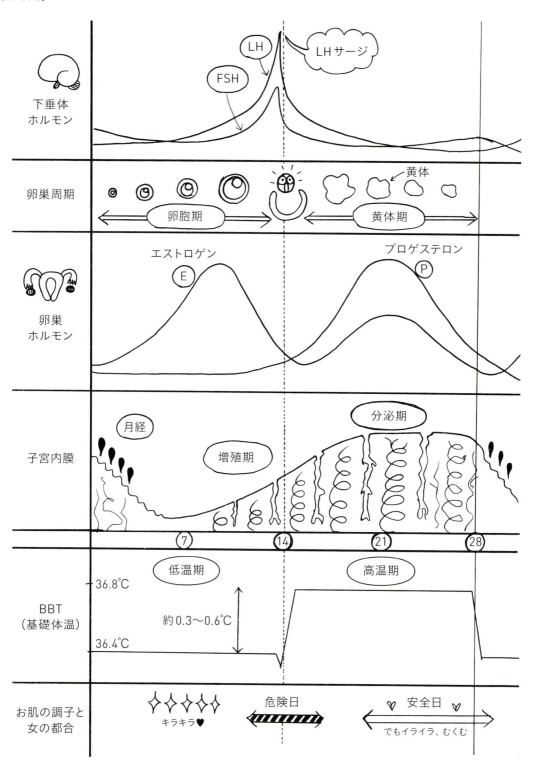

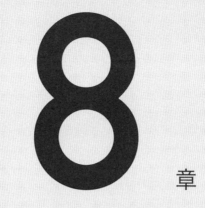

第 8 章

感覚器

　この章では眼、耳、皮膚の機能と構造について述べました。
　皆さんの二つの目玉は暗室になっていて、瞳孔という窓から映像が入ってきます。中は網膜というフィルムで裏打ちされており、そこに視細胞がみっちりと整列しています。ここに映し出された情報（色、明るさ）を視神経という電気コードを通して後頭葉に伝え、画像として認識します。
　耳かきの穴の中にも小宇宙のような構造が待ち構えています。音が耳の穴に入ると、鼓膜に当たり鼓膜を震わせます。1cmに満たない鼓膜を震わせたこの小さなエネルギーを中耳の構造物が最大限に増幅し、蝸牛に伝えます。蝸牛の中は「芸術」とよびたくなるような秀逸な仕組で音を感知し、内耳神経を通して側頭葉に伝え、音として認識されます。
　血色がよく肌艶の良い人を見ると、心身ともに健康な印象を受けますが、おおむねその感覚は正しいと思います。皮膚は外から見たり、触れたりできる「臓器」だからです。皮膚は表皮の基底層で生まれ、28日かけて表面へと押し出されていきます。なので、皆さんが触れる皮膚表面は28日前に生み出された皮膚細胞でできています。よって、お肌のために服用したビタミン剤や、高価な化粧品の効果が分かるのは28日後なのですよ。

1 眼

〔眼の構造〕

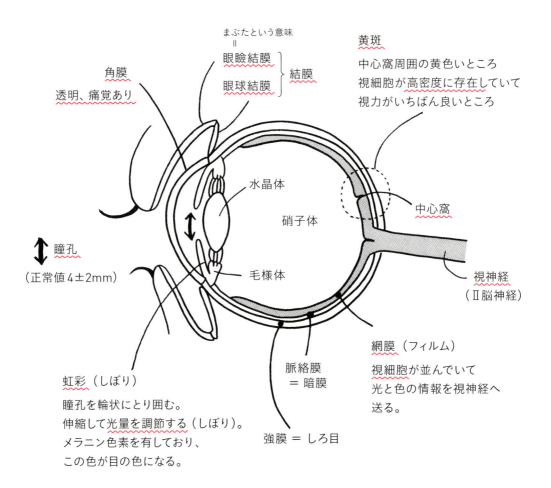

毛様体

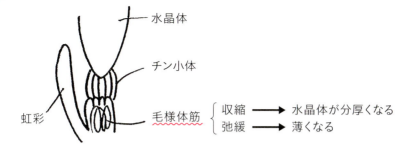

毛様体筋 { 収縮 ⟶ 水晶体が分厚くなる
弛緩 ⟶ 薄くなる

眼房

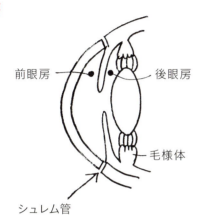

虹彩の前方と後方で前眼房と後眼房に分けられる
中には眼房水が入っている。
眼房水は毛様体で産生され、
前眼房にあるシュレム管で吸収される。

眼圧　　＝　　眼房水の圧力
（眼内圧）　　（正常 10〜20mmHg）

屈折異常

〔正常〕

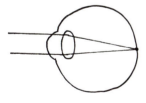

焦点は網膜上にある

〔近視〕
焦点が前すぎ
（矯正）
凹レンズで直す。

〔遠視〕
焦点が後ろすぎ
（矯正）
凸レンズで直す。

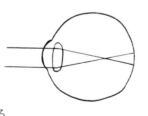

水晶体（レンズ）

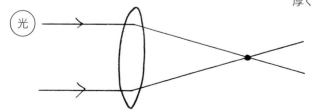

厚くなったり、薄くなったりして光を屈折させる。

透明で軟かいタンパク質でできている。
加齢で変性してしまう。

{ 硬くなる ⟶ 老眼
白濁する ⟶ 白内障

第8章　感覚器

2 耳

〔耳の構造〕

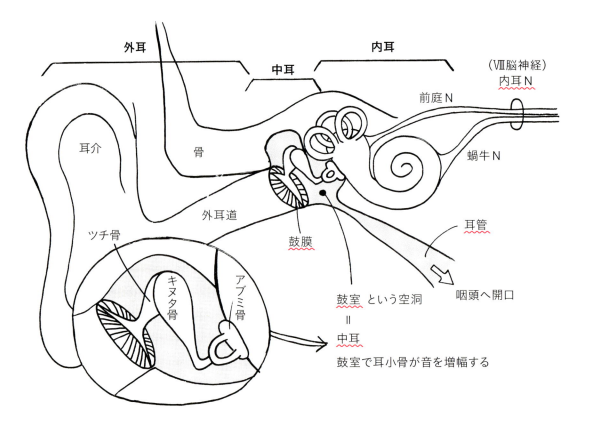

〔内耳〕

聴覚、平衡覚を感知し、内耳N（蝸牛N、前庭N）に伝える。

耳 2

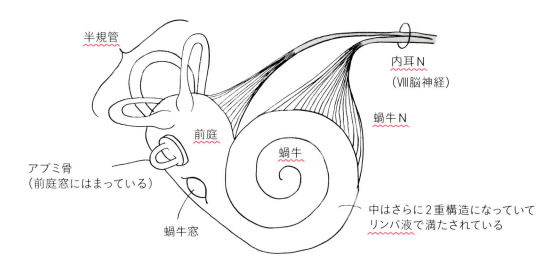

半規管

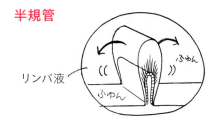

半規管膨大部にこのような構造があり、体が動くと左右に揺れ角加速度がわかる。

前庭

前庭部の細胞の上に耳石が乗っていて、石が動くと直線加速度がわかる。

→ 統合 → 平衡覚

蝸牛　蝸牛＝かたつむりのこと。 聴覚

このうずまきをほどいてみましょう。

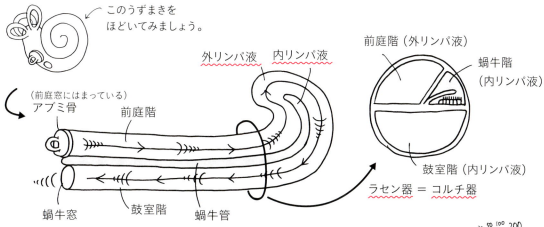

ラセン器 ＝ コルチ器

外からの音がアブミ骨を通して蝸牛内の内外のリンパ液を振動させる。蝸牛階の中に音を感知する細胞が並んでいて、相当する周波数（音の高低）が決まっている。外から担当の周波数の振動が入ってくると、その音として脳に信号を送る。

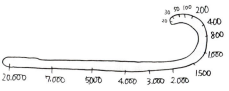

2　耳

〔症状〕

難聴

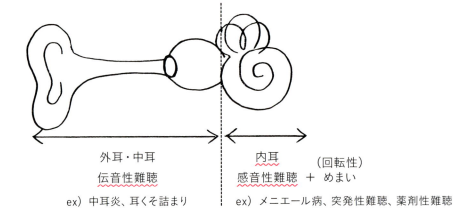

外耳・中耳	内耳
伝音性難聴	感音性難聴　＋　（回転性）めまい
ex）中耳炎、耳くそ詰まり	ex）メニエール病、突発性難聴、薬剤性難聴

めまい

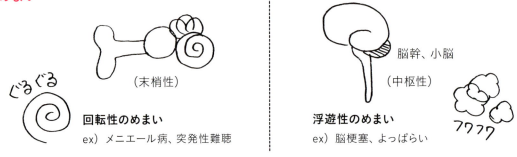

（末梢性）
回転性のめまい
ex）メニエール病、突発性難聴

脳幹、小脳
（中枢性）
浮遊性のめまい
ex）脳梗塞、よっぱらい

〔聴覚〕

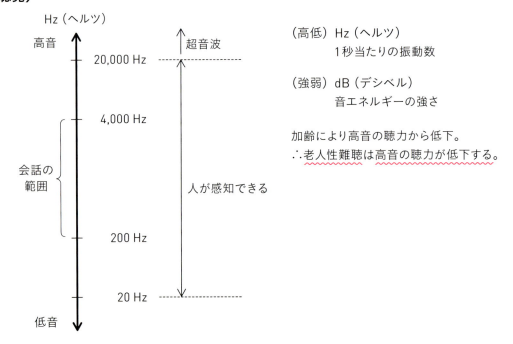

（高低）Hz（ヘルツ）
　　　　1秒当たりの振動数

（強弱）dB（デシベル）
　　　　音エネルギーの強さ

加齢により高音の聴力から低下。
∴老人性難聴は高音の聴力が低下する。

3 皮膚

〔皮膚の構造〕

3層からなる（表皮、真皮、皮下組織）

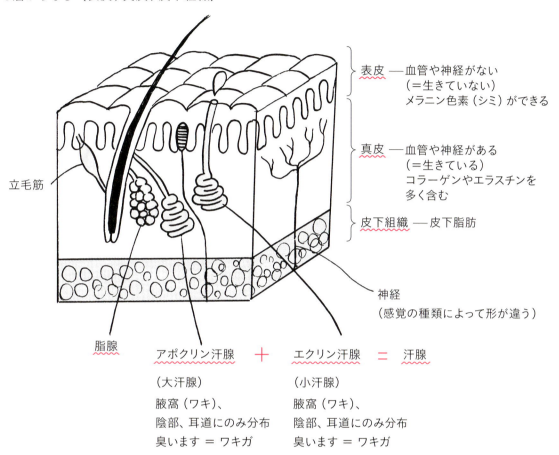

- 表皮 —— 血管や神経がない（＝生きていない）
  メラニン色素（シミ）ができる
- 真皮 —— 血管や神経がある（＝生きている）
  コラーゲンやエラスチンを多く含む
- 皮下組織 —— 皮下脂肪

立毛筋

神経（感覚の種類によって形が違う）

脂腺

アポクリン汗腺　＋　エクリン汗腺　＝　汗腺
（大汗腺）　　　　（小汗腺）
腋窩（ワキ）、　　腋窩（ワキ）、
陰部、耳道にのみ分布　陰部、耳道にのみ分布
臭います＝ワキガ　　臭います＝ワキガ

● 表皮

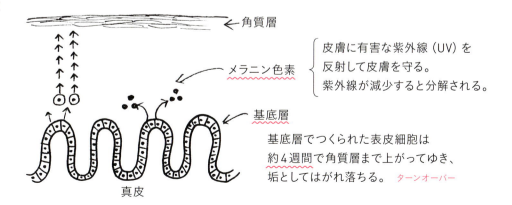

← 角質層

メラニン色素 ┤皮膚に有害な紫外線（UV）を反射して皮膚を守る。紫外線が減少すると分解される。

← 基底層

基底層でつくられた表皮細胞は約4週間で角質層まで上がってゆき、垢としてはがれ落ちる。　ターンオーバー

真皮

第9章

脳・神経

　私たちの脳は1.5kgで、体重のたった2％程度の重さなのですが、その脳が使用するカロリーは1日の基礎代謝量の20％を占めています。成人女性の基礎代謝量は約1200kcalですから、1日で1200kcal×20％＝240kcalも消費します。また、脳は恐ろしく偏食な臓器でブドウ糖しか食べません。（どうしてもお腹が空くと、仕方なくケトン体を食べます。ケトン体は脂肪を分解したときにできる副産物です。）筋肉と同様、脳を使う（集中したり、考え事をしたり）と、血流が増加しカロリー消費量も増えます。

　将棋や囲碁の棋士が、タイトルのかかった対局の際に何キロも体重が減ってしまう、というエピソードがありますが、あれは、ありとあらゆる手を考え抜いて、脳が大量のブドウ糖を消費した結果、痩せてしまうのではないかといわれています。脳の格闘技ですね。ちなみに、対局中に飲食しても良いそうで、有名な棋士たちがケーキやチョコレート、愛妻おにぎりなどを頬張りながら戦うそうです。またその量が尋常ではなく、脳が強烈にブドウ糖を欲しているのではないかと考えられます。ただし、対局中の飲食は残り時間が減ってしまいます。それでも食べずにはいられない！体も脳も「腹が減っては戦ができぬ」なのです。

脳・神経総論

〔神経の全体像〕

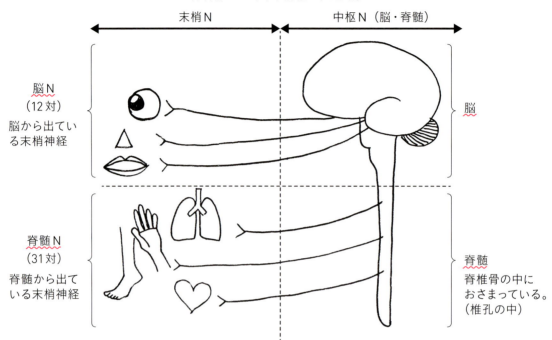

〔中枢神経の位置関係〕

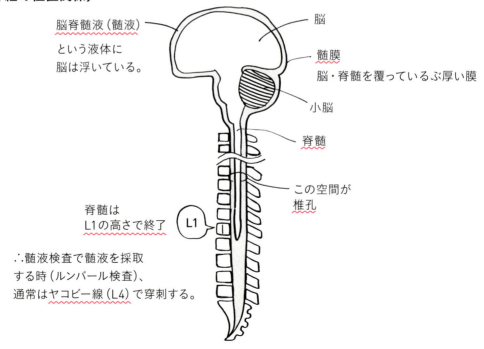

〔神経系の分類〕

中枢神経

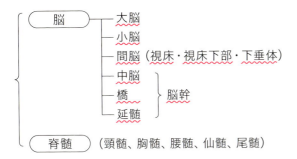

脳	大脳
	小脳
	間脳（視床・視床下部・下垂体）
	中脳 ┐
	橋　 ├ 脳幹
	延髄 ┘
脊髄	（頸髄、胸髄、腰髄、仙髄、尾髄）

末梢神経　2通りの分類の方法がある。

1. 解剖学的な分類　← 構造的に分類

   - 脳神経（12対）←脳から出てくる
   - 脊髄神経（31対）←脊髄から出てくる

2. 機能的な分類　← 働きで分類

   - 体性神経（骨格筋・皮フを支配）
     - 運動N（遠心N）
     - 感覚N（求心N）
   - 自律神経（内臓や内臓筋を支配）
     - 交感N（遠心N）
     - 副交感N（遠心N）

COLUMN　ヤコビー線

髄液検査（ルンバール検査、腰椎穿刺）をする時、穿刺する場所の目安となる線。
左右の腸骨を結んだ線で、L4の高さに相当する。
脊髄（L1の高さまで）を刺さないようにするため。

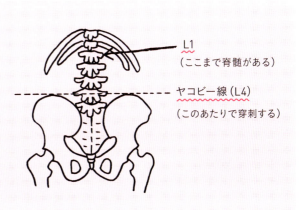

L1（ここまで脊髄がある）
ヤコビー線（L4）（このあたりで穿刺する）

脳・神経総論

〔脳（Brain）〕　約1.5kg

- 大脳　　記憶、思考、判断
- 小脳　　運動を調節
- 間脳　　（視床・視床下部・下垂体）
　　　　　体温調節、ホルモン分泌の司令塔
- 脳幹　　（中脳・橋・延髄）
　　　　　生命維持の中心
　　　　　自律N（特に副交感N）の発信基地
　　　　　対光反射（中脳）
　　　　　排尿中枢（橋）
　　　　　循環中枢（延髄）、呼吸中枢（延髄）、
　　　　　嘔吐中枢（延髄）、嚥下中枢（延髄）

COLUMN　**脳死とは？**

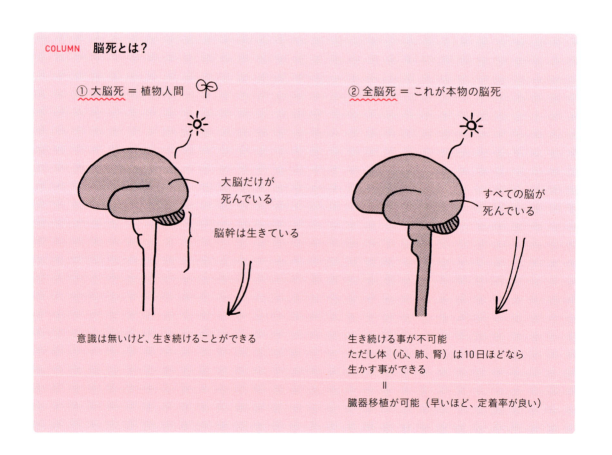

① 大脳死 ＝ 植物人間
　　大脳だけが死んでいる
　　脳幹は生きている
　　意識は無いけど、生き続けることができる

② 全脳死 ＝ これが本物の脳死
　　すべての脳が死んでいる
　　生き続ける事が不可能
　　ただし体（心、肺、腎）は10日ほどなら生かす事ができる
　　＝
　　臓器移植が可能（早いほど、定着率が良い）

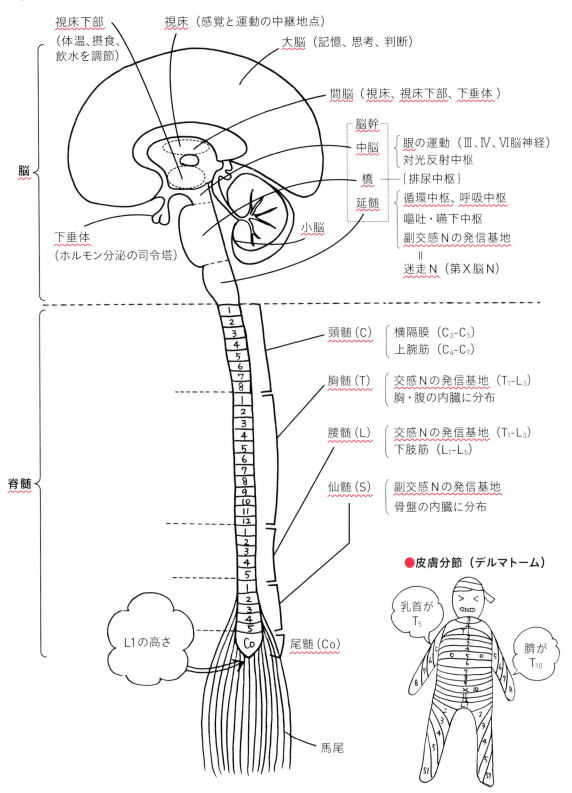

1 神経細胞（ニューロン）

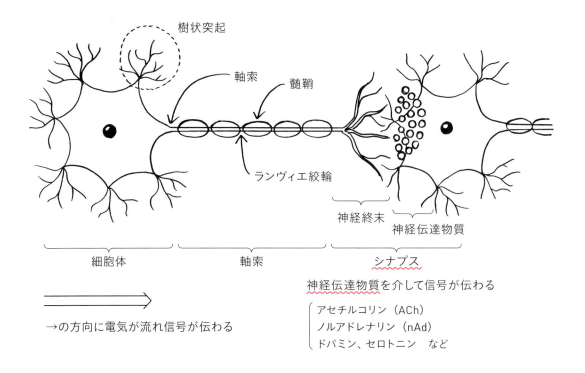

●神経伝達物質

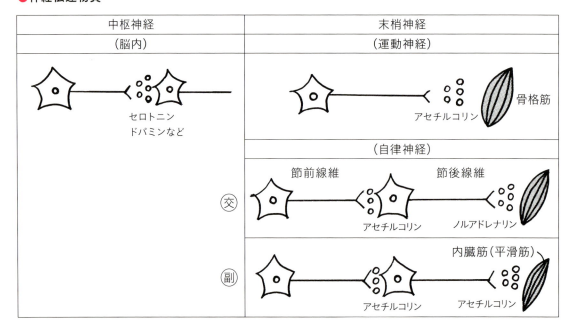

2 脳と脊髄

● 大脳皮質

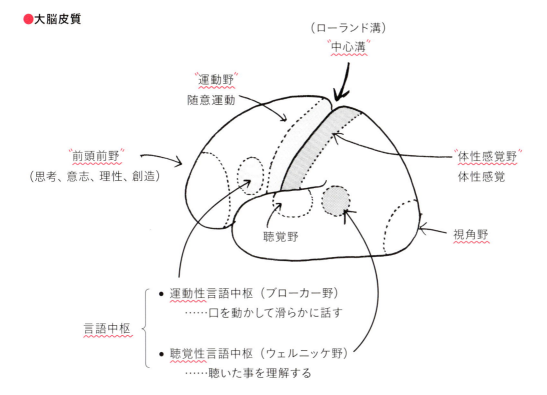

● 大脳葉

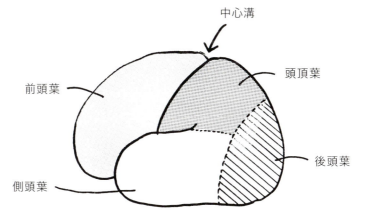

● 白質と灰白質の分布

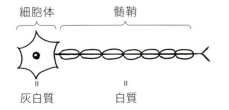
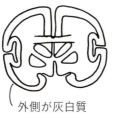

●**脳循環**　脳へ血流を送る動脈（心拍出量の約15％）

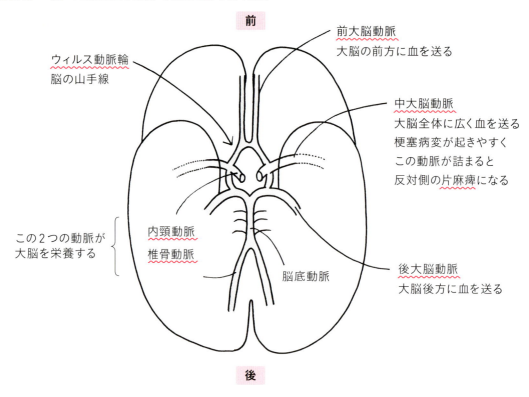

●**大脳皮質から骨格筋への神経のみち（運動路）：2種類**

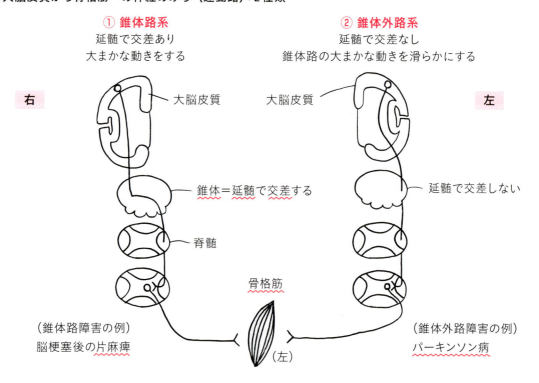

3 髄膜

脳と脊髄を覆って、脳・脊髄を守っている3重の膜 （髄膜：① 硬膜 ② クモ膜 ③ 軟膜）

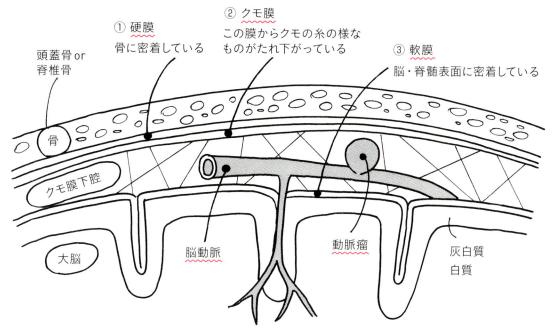

★髄膜炎は軟膜とクモ膜の炎症のこと。

〔硬膜外出血〕　骨折あり

〔硬膜下出血〕　硬膜とクモ膜の間に出血

〔クモ膜下出血〕　脳動脈瘤の破裂でクモ膜下腔に出血

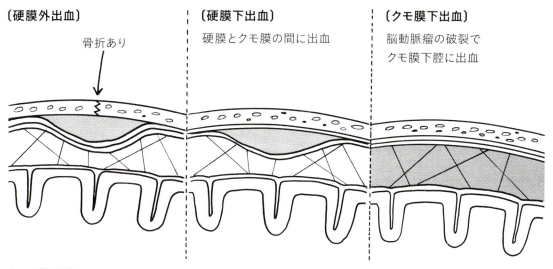

クモ膜下腔

クモ膜の下〜軟膜までの空間。
脳脊髄液（髄液）が満ちていて、脳・脊髄はこの液体の中に浮いている。
　約150mL

4 脳神経

●脳神経（12種類）

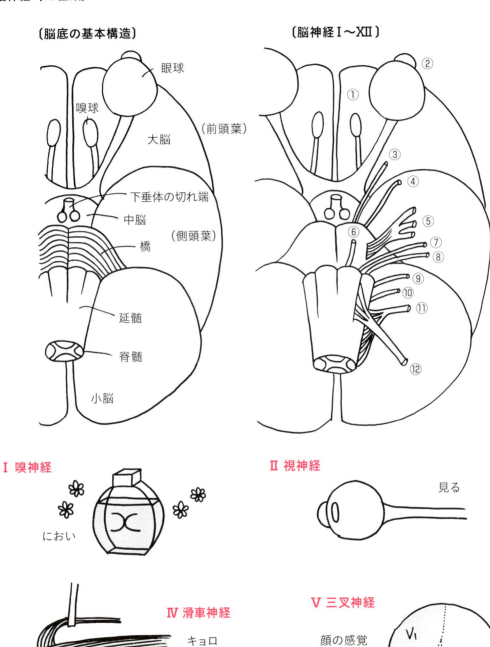

Ⅶ 顔面神経

顔の表情筋

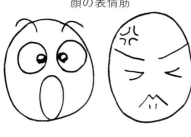

あと味

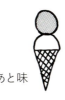

Ⅷ 内耳神経

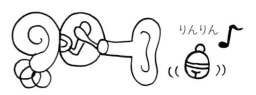

りんりん ♪

Ⅸ 舌咽神経

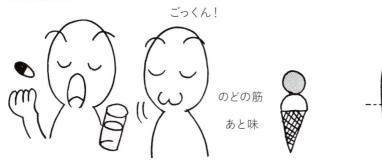

ごっくん！

のどの筋
あと味

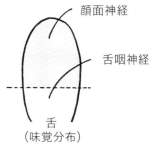

顔面神経
舌咽神経
舌
（味覚分布）

Ⅹ 迷走神経

内臓全体に分布

もにょ
もにょ

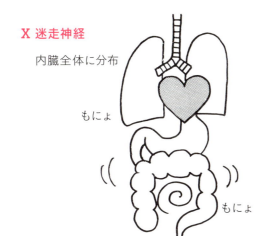

Ⅺ 副神経

見返り美人之図は副神経のなせる技！！

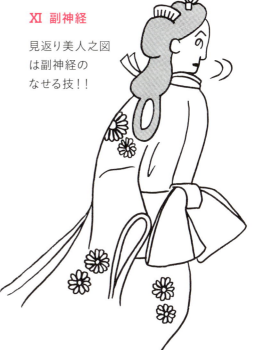

Ⅻ 舌下神経

某ぺ○さん

この舌の動き！！
注目

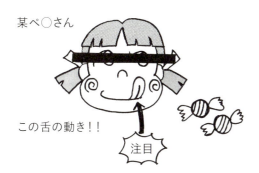

5 自律神経

● 交感神経と副交感神経の働き

	交感神経	副交感神経
神経伝達物質	筋前線維 ACh 筋後線維 nAd	筋前線維 ACh 筋後線維 ACh
瞳孔	散大	縮小
末梢血管	収縮	拡張
BP	BP↑	BP↓
脈拍	頻脈へ	徐脈へ
消化管	しーん	もにょもにょ
膀胱	弛緩	収縮
気管支	太	細
BS	グリコーゲン → グルコース↑ 分解	グリコーゲン ← グルコース↓ 合成

参考文献

生理学テキスト第7版．大地陸男著．文光堂．2013．
新版　体の地図帳．佐藤達夫監修．講談社．2013．
系統看護学講座　専門基礎分野．解剖生理学第9版．2014．人体の構造と機能①　医学書院
病気が見える vol.3　糖尿病・代謝・内分泌第4版．メディックメディア．2014．
病気が見える vol.7　脳・神経．メディックメディア．2011．
看護師・看護学生のためのレビューブック2016．2015．メディックメディア
カラースケッチ　解剖学第2版．嶋井和世監訳．廣川書店．1997

索　引

【英文】

ACh　28, 92, 98
ACh 受容体　28
ADH　16, 73
ADP　29, 30
AMP　30
ATP　29, 30, 58
BBT　78
BP　15
BUN　68, 71
Ca 代謝　18
CO　14, 15
CO_2　43
COPD　46
Cr　68, 71
dB　84
DIP 関節　23
DM　68, 71
FSH　78
GFR　70, 71
G 細胞　51, 53
Hb　43
HR　14
Hz　84
LDL　57
LH　78
LH サージ　78
MP 関節　23
nAd　92, 98
O_2　43
PIP 関節　23
PTH　18
R・A・A 系　16, 73
RPF　70
SV　14
S 状結腸　59
TCA 回路　30, 58
TG　57
T 管　27

【あ】

アウエルバッハ神経叢　51
アキレス腱　31
悪玉コレステロール　57
アクチン　27
アクチンフィラメント　27, 29
アセチル CoA　58
アセチルコリン　28, 92, 102
アセチルコリン受容体　28
アセトアルデヒド　64
圧受容体　16
アドレナリン　15
アルブミン　64
アブミ骨　82, 83
アポクリン汗腺　85
アミノ酸　56, 58, 64
アミノペプチダーゼ　56
アミラーゼ　55
アランティウス管　10, 11
アルコール　64
アルドステロン　16, 73
アンジオテンシン　16, 73
アンモニア　49, 64, 68

【い】

胃小窩　53
胃腺　53
胃体部　53
Ⅰ音　4, 12
1 秒率　45, 46
1 秒量　45
1 回換気量　45
1 回拍出量　14
胃底部　53
胃粘膜　53
インクレチン　51
陰茎　76
インスリン　49, 51, 64, 66
咽頭　36, 38
咽頭扁桃　37, 38

陰のう　76
陰部神経　72

【う】

ウィルス動脈輪　94
ウェルニッケ野　93
右脚　13
右室　3
右心室　4, 5
右心房　4, 5
右房　3
ウルソデオキシコール酸　49, 64
ウロビリノゲン　59, 64, 65
運動神経　89
運動性言語中枢　93
運動野　93

【え】

腋窩リンパ節　9
エクリン汗腺　85
エストロゲン　18, 49, 64, 77, 78
エリスロポエチン　68
遠位指節間関節　23
遠位尿細管　69
嚥下中枢　90, 91
塩酸　53
遠視　81
炎症　9, 37, 95
遠心神経　89
延髄　89-91

【お】

横隔神経　44
横隔膜　44, 52, 53, 91
横行結腸　59
黄色骨髄　18
黄体　77
黄体期　78
黄体ホルモン　76

黄疸　　49, 71	拡張期　　12	肝小葉　　62
嘔吐中枢　　90, 91	拡張期血圧　　15	肝性脳症　　49
横突起　　20	角膜　　80	関節　　19
横突肋骨窩　　21	下行結腸　　59	関節液　　19
黄斑　　80	下垂体　　89-91	関節軟骨　　18, 19
横紋筋　　26	ガス交換　　41, 42	間接ビリルビン　　64, 65
オキサロ酢酸　　30, 58	ガストリン　　51, 53	関節包　　19
オステオン　　18	下腿三頭筋　　34	汗腺　　85
	下大静脈　　4, 5, 62, 63	肝臓　　61, 62
【か】	片麻痺　　94	杆体細胞　　80
回外　　33	下腸間膜動脈　　63	貫通管　　18
外肛門括約筋　　59	滑液　　19	冠動脈　　5
外呼吸　　36	滑車神経　　96	肝内胆管　　66
外耳　　82	滑走説　　28	間脳　　89-91
外耳道　　24, 82	活動電位　　28	肝不全　　9
回旋枝　　5	滑膜　　19	眼房　　81
回腸　　49, 54	果糖　　55	眼房水　　81
外転　　32, 34	下鼻甲介　　37	γ-グロブリン　　64
外転神経　　96	下鼻道　　37	顔面筋　　31
解糖系　　30, 58	下腹神経　　72	顔面神経　　97
回内　　33	下葉　　36, 40	
外尿道括約筋　　72, 76	ガラクトース　　55	【き】
灰白質　　93, 95	カルシトニン　　18	キーゼルバッハ部位　　37
外腹斜筋　　31	下肋骨窩　　21	気管　　36, 39
外分泌　　61, 66	肝静脈　　62	気管支　　36, 39
海綿質　　18	眼圧　　81	気管支喘息　　46
海綿体　　76	感音性難聴　　84	気管軟骨　　36, 39
回盲弁　　48	感覚神経　　89	気胸　　40
外リンパ液　　83	肝管　　61, 62, 66	基節骨　　23
カイロミクロン　　57	肝癌　　63	基礎体温　　78
カウパー腺　　76	換気障害　　46	基底層　　85
下顎骨　　24	眼球結膜　　80	気道　　38
下関節突起　　21	還元 Hb　　43	キヌタ骨　　82
下気道　　36, 39	還元鉄　　58	機能的残気量　　45
蝸牛　　83	眼瞼結膜　　80	キモトリプシン　　66
蝸牛神経　　82, 83	肝硬変　　49, 63	吸気　　44
蝸牛窓　　83	寛骨　　19, 22	嗅球　　37, 96
顎下腺　　52	肝細胞　　62	求心神経　　89
拡散　　7, 42	間質液　　6-9	嗅神経　　37, 96
角質層　　85	冠状縫合　　24	橋　　89-91

胸郭　23	グリセリン　57	高温期　78
胸管　9	グリソン鞘　62	口蓋垂　52
胸腔　40	グル音　50	口蓋扁桃　38
凝固因子　7, 49, 64	グルカゴン　49, 51, 64, 66	睾丸　76
胸骨　19, 23	グルクロン酸抱合　64, 65	交感神経　89, 91, 98
頬骨　24	グルコース　30, 55, 58, 64, 98	広頸筋　31
胸骨角　23	クレアチニン　71	硬口蓋　52
胸骨体　23	クレアチニン・クリアランス	虹彩　80
胸骨柄　23	71	後室間枝　5
胸鎖乳突筋　31	グロブリン　7	膠質浸透圧　7, 8
胸式呼吸　44		甲状軟骨　36, 38, 39
胸水　40	【け】	拘束性換気障害　46
胸髄　91	脛骨　19	後大脳動脈　94
胸椎　19, 20, 23	脛髄　91	喉頭　36, 38, 39
胸腹呼吸　44	頸椎　19, 20	喉頭蓋　36, 38
胸部大動脈　5	頸動脈小体　41	後頭筋　31
胸膜　40	頸部リンパ節　9	後頭骨　24
強膜　80	血圧　15	後頭葉　93
胸膜腔　40	血胸　40	広背筋　31, 32
棘突起　20	月経　78	後腹膜臓器　60, 61
巨赤芽球性貧血　53	血漿　6, 7, 70	硬膜　95
近位指節間関節　23	血漿浸透圧　9, 49	硬膜外出血　95
近位尿細管　69	血清　7	硬膜下出血　95
筋原線維　26-28	結腸　49, 59	肛門　48, 59
筋細胞　26	結腸膨隆　59	肛門括約筋　48
筋細胞膜　26-28	血糖　49, 51	抗利尿ホルモン　16, 73
近視　81	血尿　71	呼気　44
筋小胞体　27, 28	血餅　7	呼吸器量　45
筋線維　26	結膜　80	呼吸数　44
筋膜　26	ケトン体　58	呼吸性アシドーシス　43
	下痢　49, 53	呼吸中枢　41, 44, 90, 91
【く】	腱　19, 26	鼓室　82
空腸　49, 54	肩甲骨　19, 32	骨格筋　26
クエン酸　30, 58	言語中枢　93	骨芽細胞　18
クエン酸回路　30, 58	剣状突起　23	骨吸収　18
屈曲　33, 34	原尿　70, 71	骨形成　18
クモ膜　95		骨質　18
クモ膜下腔　95	【こ】	骨髄　18
クモ膜下出血　95	高K血症　68	骨単位　18
グリコーゲン　49, 55, 64, 98	高P血症　68	骨端線　18

骨端軟骨　　18	視覚野　　93	循環血液量　　14
骨盤　　19, 22	耳下腺　　52	循環中枢　　15, 16, 90, 91
骨盤上口　　22	耳管　　37, 82	漿液　　60
骨盤底筋　　76	子宮　　76, 77	脂溶性ビタミン　　58, 65
骨膜　　18	子宮頸部　　77	上顎骨　　24
鼓膜　　82	糸球体　　69, 70	上顎洞　　37
固有肝動脈　　62, 63	子宮体部　　77	上関節突起　　21
コルチ器　　83	糸球体ろ過　　70, 71	上気道　　36, 37
コルチゾール　　18	糸球体ろ過量　　70	小胸筋　　32
コレシストキニン　　51, 66	子宮内膜　　77, 78	上行結腸　　59
コレステロール　　49, 57, 64, 66	軸索　　92	硝子体　　80
コレステロール結石　　66	刺激伝導系　　13	小十二指腸乳頭　　66
混合性換気障害　　46	趾骨　　19	小泉門　　24
	指骨　　19, 23	上大静脈　　4, 5
【さ】	篩骨洞　　37	上腸間膜動脈　　63
細気管支　　39	視細胞　　80	小殿筋　　34
臍静脈　　7, 10, 11	脂質　　55, 57, 58	小脳　　90, 91
臍帯　　10	視床　　89-91	上鼻甲介　　37
臍動脈　　7, 10, 11	視床下部　　89-91	上鼻道　　37
細胞外液　　6	矢状縫合　　24	漿膜　　50, 52, 53
細胞内液　　6	視神経　　80, 96	静脈　　2, 7
左脚　　13	耳石　　83	静脈角　　8, 9
鎖骨　　19, 23	脂腺　　85	静脈管　　10, 11
坐骨　　22	シナプス　　92	静脈血　　2, 3, 7, 41, 43
鎖骨下静脈　　9	ジペプチド　　56	静脈弁　　7
左室　　3	脂肪酸　　57, 58, 64	小網　　60
左心室　　4, 5	尺骨　　19, 23, 33	上葉　　36, 40
左心房　　4, 5	斜裂　　40	上肋骨窩　　21
刷子縁　　54, 57	集合管　　69	小弯　　53
左房　　3	収縮期　　12	上腕筋　　32
酸化 Hb　　43	収縮期血圧　　15	上腕骨　　19, 32, 33
三角筋　　31, 32	重症筋無力症　　46	上腕三頭筋　　31-33
残気量　　45	縦走筋　　50	上腕二頭筋　　31-33
三叉神経　　96	重炭素イオン　　43	食道　　52
三尖弁　　3-5, 12	十二指腸　　49, 54	食道静脈　　63
酸素分圧　　42	手根骨　　19, 23	食道静脈瘤　　63
3大栄養素　　55, 58	主細胞　　53	女性化乳房　　49
	樹状突起　　92	ショ糖　　55
【し】	主膵管　　61, 66	除脈　　98
痔核　　63	シュレム管　　81	自律神経　　89, 90, 92, 98

腎動脈　68, 69	膵体　66	節後線維　92, 98
腎静脈　68, 69	錐体外路系　94	舌骨　38
心音　12	錐体細胞　80	節前線維　92, 98
腎機能　71	錐体路系　94	舌扁桃　38
心基部　4, 4	膵頭　66	セロトニン　92
心筋　4, 26	膵尾　66	前下行枝　5
神経筋接合部　28	水平裂　40	前鋸筋　31
神経細胞　92	髄膜　95	前脛骨筋　34
神経終末　92	髄膜炎　95	仙骨　19, 20
神経伝達物質　92, 98	水溶性ビタミン　58	仙髄　91
腎血漿流量　70	頭蓋骨　19, 24	前大脳動脈　94
心室　2	スクラーゼ　55	仙腸関節　22
心周期　12	スクロース　55	仙椎　22
腎小体　69	頭頂骨　24	前庭　83
腎性貧血　68	ステルコビリン　65	前庭神経　82
心尖部　4, 4	ステロイド　18	前庭窓　83
心臓　4	スパイロメトリー　45	蠕動運動　50, 52
腎臓　68, 69	滑り説　28	前頭骨　24
靱帯　19	スライディングセオリー　28	前頭前野　93
腎単位　69		前頭洞　37
伸展　33, 34	【せ】	前頭葉　93
浸透圧受容体　16	精管　76	全肺気量　45
腎杯　69	性周期　78	線毛　39
心拍出量　14, 15	静水圧　8	前立腺　68, 76
心拍数　12, 14	精巣　76	
真皮　85	精巣上体　76	【そ】
心不全　9	声帯　38	総肝管　61, 62, 66
腎不全　9, 68, 68	声帯ヒダ　38	臓器移植　90
心房　2	精のう　76	増殖期　78
	声門　38	臓側胸膜　40
【す】	赤筋　26	臓側腹膜　60
膵アミラーゼ　55, 66	赤色骨髄　18	総胆管　48, 61, 62, 66
随意筋　26, 59, 72	脊髄　21, 88, 89, 91	僧帽筋　31, 32
膵液　61, 66	脊髄神経　88, 89	僧帽弁　3-5, 12
髄液　21, 88, 95	脊髄損傷　44	側頭骨　24
髄液検査　88, 89	脊椎　19, 20	側頭葉　93
膵管　48	セクレチン　51	側副路　63
髄鞘　92	舌咽神経　97	ソ径リンパ節　9
水晶体　80, 81	舌下神経　97	組織液　6, 8, 9
膵臓　61, 66	舌下腺　52	咀しゃく　49

足根骨　19
ソマトスタチン　51

【た】
体液　6
大胸筋　31, 32
対光反射　90
対光反射中枢　91
代謝性アシドーシス　68
代謝性アルカローシス　43
大十二指腸乳頭　66
体循環　3, 4
体性神経　89
体性感覚野　93
大泉門　24
大腿骨　19, 22
大腿四頭筋　31, 33
大腿直筋　34
大腿二頭筋　31, 33
大腸　59
大腸ヒモ　59
大殿筋　31, 34
大動脈小体　41
大動脈弁　3-5, 12
大脳　90, 91
大脳皮質　93
大脳葉　93
胎盤　10, 11
大網　60
大弯　53
唾液　52
唾液アミラーゼ　49, 52, 55
唾液腺　52
ダグラス窩　60, 76
多糖　55
多尿　68
痰　39
胆管　61
炭酸水素イオン　43
胆汁　49, 61, 62, 64, 66

胆汁酸　49, 64
胆汁色素　64
胆汁排泄　49, 61, 62, 64
炭水化物　55, 58
弾性線維　7
胆石　66
単糖　55
胆のう　61, 62, 66
胆のう管　61, 62
タンパク質　55, 56, 58
タンパク尿　71
ダンピング症候群　49, 53

【ち】
チアノーゼ　43
蓄膿症　37
恥骨　22
恥骨下角　22
腟　76
窒素化合物　68, 70, 71
緻密質　18
着床　77
中耳　82
中耳炎　84
中手骨　19, 23
中手指節間関節　23
中心窩　80
中心管　18
中心溝　93
中心静脈　62
虫垂　59
中枢化学受容体　16, 41
中枢神経　88, 89, 91
中性脂肪　57, 64
中節骨　23
中足骨　19
中大脳動脈　94
中殿筋　31, 34
中脳　91
中鼻甲介　37

中鼻道　37
中葉　36, 40
聴覚　83, 84
聴覚性言語中枢　93
聴覚野　93
腸肝循環　65
腸間膜　60
蝶形骨洞　37
腸骨　22
腸絨毛　54
腸内細菌　59, 65
腸腰筋　34
直接ビリルビン　64, 65
直腸　49, 59
直腸静脈　63
直腸子宮窩　60, 76
直腸膀胱窩　76
チン小体　81

【つ】
椎間孔　20
椎間板　20
椎弓　20
椎孔　20, 21, 88
椎骨動脈　94
椎体　20
ツチ骨　82

【て】
手　23
低温期　78
底屈　34
デシベル　84
鉄　43, 53, 65
鉄欠乏性貧血　53
デルマトーム　91
電位依存性Caチャネル　28
伝音性難聴　84
電解質　6, 7, 68, 70, 71
電子伝達系　30, 58

【と】

動眼神経　96
洞結節　13
瞳孔　80, 98
橈骨　19, 23, 33
等尺性運動　31
等張性運動　31
頭頂葉　93
糖尿病　49
洞房結節　13
動脈　2, 7
動脈管　10, 11
動脈血　2, 3, 7, 41, 43
動脈瘤　95
突発性難聴　84
ドパミン　92
トリグリセリド　57
トリプシン　56, 66
トリペプチド　56
努力肺活量　45
トロポニン　27, 28
トロポミオシン　27, 29

【な】

内因子　53, 58
内頸静脈　9
内頸動脈　94
内肛門括約筋　59
内呼吸　36
内耳　82
内耳神経　82, 83, 97
内転　32, 34
内転筋群　31, 34
内尿道括約筋　72
内分泌　51, 61, 66, 68
内リンパ液　83
軟口蓋　52
難聴　84
軟膜　95

【に】

Ⅱ音　4, 12
二酸化炭素分圧　42
二糖　55
乳化　61, 64
乳糖　55
乳び槽　9
ニューロン　92
尿　68, 70
尿管　68, 72
尿生殖隔膜　72
尿素　64, 68
尿素窒素　71
尿糖　71
尿道　68, 72, 76
尿道括約筋　72
尿道球腺　76
尿毒症　68
尿閉　68
尿崩症　68
尿路感染　71
尿路結石　71

【ね】

ネフローゼ　71
ネフロン　69
粘液　53
粘膜筋板　50

【の】

脳　88-91
脳幹　89-91
膿胸　40
脳死　90
脳神経　88, 89, 96
脳脊髄液　21, 88, 95
脳底動脈　94
脳糖　55
膿尿　71
ノルアドレナリン　92, 98

【は】

パーキンソン病　94
％肺活量　45, 46
肺活量　45
肺胸膜　40
背屈　34
肺循環　3, 4
肺静脈　3-5, 7, 42
肺水腫　68
肺尖　36, 40
肺線維症　46
肺底　36, 40
肺動脈　3-5, 7, 42
肺動脈弁　3, 4, 12
排尿　72
排尿中枢　90, 91
肺胞　36, 39, 41, 42
肺胞のう　41
肺門　36, 40
排卵　77
バウヒン弁　48
麦芽糖　55
白筋　26
白質　93, 95
白体　77
白内障　81
破骨細胞　18
バソプレッシン　16, 73
ハバース管　18
馬尾　91
半規管　83
半腱様筋　31
半膜様筋　31

【ひ】

ヒアルロン酸　19
皮下組織　85
鼻腔　36
腓骨　19
尾骨　19, 20

微絨毛　　54	副神経　　97	胞胚　　76
尾髄　　91	副膵管　　61, 66	ボーマンのう　　69, 70
ヒス束　　13	腹直筋　　31	ボタロー管　　10, 11
脾臓　　65	副鼻腔　　37	ポリペプチド　　56
ビタミンA　　58, 65	副鼻腔炎　　37	
ビタミンB　　58, 70	腹部大動脈　　62, 63	【ま】
ビタミンB_{12}　　53, 58, 65	腹壁静脈　　63	末梢化学受容体　　16, 41
ビタミンC　　58, 70	腹膜　　60, 60, 76	末梢血管　　98
ビタミンD　　18, 58, 65, 68	腹膜腔　　60	末梢血管抵抗　　15
ビタミンE　　58, 65	浮腫　　9, 68	末梢神経　　88, 89
ビタミンK　　58, 65	不随意筋　　26, 59, 72	末節骨　　23
左冠動脈　　5	ブドウ糖　　55	マルターゼ　　55
鼻中隔　　37	プルキンエ線維　　13	マルトース　　55
尾椎　　22	フルクトース　　55	慢性閉塞性肺疾患　　46
皮膚　　85	ブローカ野　　93	
腓腹筋　　31	プロゲステロン　　77, 78	【み】
皮膚分節　　91	分節運動　　50	ミオグロビン　　26
表情筋　　31, 97	分泌期　　78	ミオシンフィラメント　　27
表皮　　85	噴門　　48, 53	右冠動脈　　5
ひらめ筋　　31	噴門括約筋　　48	3つ組　　62
ビリルビン　　49, 65, 66		ミトコンドリア　　30
ビリルビン結石　　66	【へ】	耳　　82
ビリルビン尿　　71	平滑筋　　26, 29	脈絡膜　　80
鼻涙管　　37	平衡覚　　83	
ピルビン酸　　30, 58	閉塞性換気障害　　46	【む】
貧血　　43, 49, 53	壁細胞　　53	無酸素運動　　30, 58
頻尿　　68	壁側胸膜　　40	ムチン　　52, 53
頻脈　　98	壁側腹膜　　60	無尿　　68
	ペプシノゲン　　51, 53	
【ふ】	ペプシン　　53, 56	【め】
ファーター乳頭　　61, 66, 48	ヘモグロビン　　43, 64, 65	眼　　80
フィブリノーゲン　　7	ヘリコバクターピロリ　　53	迷走神経　　91, 97
フォルクマン管　　18	ヘルツ　　84	メドゥーサの頭　　63
腹腔　　62, 63	便秘　　49	メニエール病　　84
副睾丸　　76	ヘンレループ　　69	めまい　　84
副交感神経　　89, 91, 98		メラニン色素　　85
副甲状腺ホルモン　　18	【ほ】	免疫　　8
副細胞　　53	膀胱　　68, 72	
腹式呼吸　　44	房室結節　　13	【も】
副腎　　16, 68, 73	乏尿　　68	毛細血管　　7, 8

盲腸　　49, 59
網膜　　80
毛様体　　80, 81
毛様体筋　　81
モノグリセリド　　57, 64
門脈　　10, 58, 62, 63
門脈圧亢進症　　63

【や】
薬剤性難聴　　84
ヤコビー線　　88, 89

【ゆ】
有酸素運動　　30
幽門　　48, 53
幽門括約筋　　48
輸出細動脈　　69-71
輸入細動脈　　69-71

【よ】
葉酸　　58
腰髄　　91
腰椎　　19, 20
腰椎穿刺　　89
予備吸気量　　45
予備呼気量　　45

【ら】
ラクターゼ　　55
ラセン器　　83
ラムダ縫合　　24
ランヴィエ絞輪　　92
卵円孔　　10, 11
卵管　　76, 77
卵管采　　77
卵管膨大部　　77
ランゲルハンス α 細胞　　51, 66
ランゲルハンス β 細胞　　51, 66
卵子　　77
卵巣　　76, 77
卵巣周期　　78
卵胞　　77
卵胞期　　78
卵胞ホルモン　　77

【り】
リゾチーム　　52
立毛筋　　85
リパーゼ　　57, 64, 66
リン脂質　　64
輪状軟骨　　36, 38, 39
輪状ひだ　　54
鱗状縫合　　24

輪走筋　　50
リンパ液　　8
リンパ管　　8
リンパ節　　8

【る】
涙腺　　37
ルンバール検査　　88, 89

【れ】
レニン　　16, 68, 73
レニン - アンジオテンシン - アルドステロン系　　16, 73

【ろ】
老眼　　81
老人性難聴　　84
ローランド溝　　93
肋間　　44
肋間筋　　44
肋骨　　19, 23

【わ】
ワキガ　　85
ワルダイエル咽頭輪　　38
腕頭静脈　　9

著者紹介

二葉　千鶴（ふたば　ちづる）
米国ウェイクフォレスト大学医学部留学
東海大学医学部医学科卒業
外科医として勤務後、東京大学医学部・精神医学教室に入局し精神科医へ
東海大学医療技術短期大学　講師

はじめての解剖生理学
（かいぼうせいりがく）

2015年12月20日　第1版第1刷発行

著　　者　　二葉千鶴
発行者　　橋本敏明
発行所　　東海大学出版部
　　　　　〒259-1292　神奈川県平塚市北金目4-1-1
　　　　　TEL 0463-58-7811　FAX 0463-58-7833
　　　　　URL http://www.press.tokai.ac.jp/
　　　　　振替　00100-5-46614
印刷所　　港北出版印刷株式会社
製本所　　誠製本株式会社

Ⓒ Chizuru Futaba, 2015　　　　　　　　　　　ISBN978-4-486-02082-0
Ⓡ〈日本複製権センター委託出版物〉
本書の全部または一部を無断で複写複製（コピー）することは，著作権法上の例外を除き，禁じられています．
本書から複写複製する場合は日本複製権センターへご連絡の上，許諾を得てください．
日本複製権センター（電話 03-3401-2382）